U0301518

通过『喝水、排便、膳食、运动』改善认知症

[日] 竹内孝仁 ◎ 著

高华彬
李建华 ◎ 译

 中国大百科全书出版社 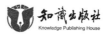 知藏出版社 Knowledge Publishing House

图书在版编目（CIP）数据

通过"喝水、排便、膳食、运动"改善认知症 /
（日）竹内孝仁著；高华彬，李建华译 . -- 北京 ： 中国
大百科全书出版社，2021.9
　　ISBN 978-7-5202-1038-6

　　Ⅰ . ①通… Ⅱ . ①竹… ②高… ③李… Ⅲ . ①认知障
碍—治疗 ②认知障碍—康复 Ⅳ . ① R749.105 ② R473.74

中国版本图书馆 CIP 数据核字 (2021) 第 178266 号

BOKENO HACHIWARIWA MIZU BEN UNDO DE NAORU by Takahito
Takeuchi
Copyright ©2019 Takahito Takeuchi
All right reserved.
First original Japanese edition published by Kosaido Publishing Co., Ltd.
Tokyo, Japan
Chinese (in simplified character only) translation rights arranged with Kosaido
Publishing Co., Ltd. Tokyo, Japan by Encyclopedia of China Publishing House
through MindXplorer Education Beijing Co., Ltd. and Hevol Holdings Inc.
著作权合同登记号 图字：01-2021-4391

通过"喝水、排便、膳食、运动"改善认知症

[日] 竹内孝仁　著　高华彬 李建华 译

出 版 人	刘国辉
责任编辑	李现刚
美术编辑	程　俐
责任印制	李宝丰
出版发行	中国大百科全书出版社
地　　址	北京市西城区阜成门北大街 17 号
邮　　编	100037
电　　话	010-88390739
印　　刷	固安兰星球彩色印刷有限公司
开　　本	889 毫米 ×1194 毫米 1/32
字　　数	135 千字
印　　张	8
版　　次	2021 年 9 月第 1 版
印　　次	2022 年 9 月第 2 次印刷
书　　号	ISBN 978-7-5202-1038-6
定　　价	56.00 元

中文版自序

学习并践行认知症治疗新理论

本书的目的在于有效治疗认知症。

通过本书读者可以看到，许多认知症患者随着徘徊、夜间谵妄、异食癖等异常行为逐渐消失，又恢复了往日的平静生活。

一般而言，认知症等精神类疾患，只要其异常行为等症状消除，临床上便可称之为治愈。

我撰写本书的目的，即为介绍如何通过消除认知症症状来治疗认知症。

这里看一下现代对认知症治疗的主要观点。

脑内神经递质出现异常或变性蛋白质蓄积等"脑内物质异常"被当作认知症的成因，由此研发出各种药物，形成了以药物疗法为主流的治疗法。然而遗憾的是，很明显目前这些药物疗法并没有带来预期的疗效。即便有效，也不过是延缓病情发展而已，一两年之后病情依然会重蹈覆辙继续发展。由此，日本有良心的医师也只能喟叹"我治不了认知症"。

在本书中，读者们将会接触到全新的认知症病因理论。

我们在每天的生活中，必须瞬间判断和理解层出不穷、瞬息万变的状况，而人生本身因人而异，其个体的全部和独有的环境形成的精神作用一旦出现某种异常，就会成为认知症的诱因。

但必须注意的是，我们决不能把理论仅仅停留在抽象的世界。

新的理论还必须通过实践来检验其正确性。

这个新理论必须是能够指导消除认知症的症状，恢复平常生活的。进一步讲，它不能为医疗行为和医生等专家所垄断，而必须是与患者朝夕相处的家人及朋友也可操作并达到简便治疗目的的。我想大家会通过本书，发现新理论和简便的方法所带来的令人惊喜的成果——"认知症的症状会逐步好转"。

竹内孝仁

2020 年 5 月于日本东京

推荐序　一

日本竹内孝仁教授独著的《通过"喝水、排便、膳食、运动"改善认知症》一书（以下称本书），经过精心翻译和校对后，即将付梓，让我为本书写一篇前言。我已是年近期颐的人，从事人口学、老年学的学习、教学与研究已有半个世纪。本书的命题特别吸引人，我认真地反复阅读，真是大开眼界。在中国进入长寿时代、老龄社会后，现在不失为提出积极应对人口老龄化的战略决策的关键时刻。因此，本书的出版既有科学价值也有现实意义。就本书的价值，我提出以下三点浅见，供读者参考：

一、他山之石，可以攻玉

人类经过漫长的短寿时代后，通过千百万年的进化，人类的生产力逐步发展，认识能力不断提高，寿命也随之延长。在这个过程中，人口中的老年人所占比例呈增长趋势。然而，直到进入 20 世纪，人类才真正面对人口老龄化问题。随着欧洲发达国家（例如，法国、比利时、瑞典等）出现了人口老龄化现象，老年人问题成为社会发展必须面对的问题。在生产力和科学还不够发达的时候，人们往往会悲观地认为，老年人口数量众多，会对社会的持续发展造成影响，并且使得家庭与社会的负担加重。不少人甚至认为"逢老必衰、逢老必病"，老年人的残障、长期卧床不起和老年人痴呆（以下称为"认知症"或"失智症"）成为他们最担心的问题。随着全球发达国家的老年人口数量越来越多，联合国于 1956 年发布了题为《人口老龄化及其社会经济后果》的报告。1982 年，联合国在维也纳召开了第一次老龄问题世界大会。这些举动都存在着不同程度的悲观思维。另一方面，生活在发达国家或地区的老年人虽然长寿，但他们并不像悲观思维认为的那样，都会呈现出非常衰弱、重病缠身、残障、不能独立这类需要照料的状态。

"二战"后，欧美已经出现了人口老龄化现象，一些国家通过对老年人进行各种横向调查及跟踪调查，开始认识到人口老龄化并不一定会成为家庭、社会及国家的沉重负担。许多老年人到 75 岁甚至 80 岁依然能够独立自主地生活，认知能力保持良好，甚至能够参与一些社会活动。美国老年学学会还提出"让生命增加岁月，让岁月增加生命（活力）"的口号。1987年，美国的 Rowe 和 Kahn 等老年学专家及学者提出"成功老龄化"的理念。具体来说，人到老年期间没有残障，保持认知能力，能够独立生活，老年人能够参与社会活动且能保持相当长的时间，就可以称之为成功的老龄化。大多数人认为，成功老龄化就是健康老龄化。因此，人们对人口老龄化并不全是悲观思维。

20世纪90年代，由于欧美发达国家普遍倡导健康老龄化、成功老龄化的理念，这在一定程度上开始扭转了大众对长寿时代和人口老龄化的悲观思维。世界卫生组织倡导世界各国研究健康老龄化决定性因素（DHA）的研究项目。当时在中国，是由中国老龄科学研究中心承担此项研究，北京宣武医院等也加入此项研究中。但与日本相比，中国当时在认识和研究认知症方面还有一定的差距。

20世纪60年代，日本经济开始腾飞，人口寿命迅速提高；到了70年代中期，日本的人口预期寿命比欧美发达国家的人口平均预期寿命高4~5岁，成为全球老龄化程度最高的国家。1986年，日本政府认为国内已进入人口平均寿命80岁的时代，出台了一个《日本长寿社会对策大纲》。这一举动标志着日本政府对研究人口老龄化、医疗、护理开始高度重视及关注。日本政府在半个世纪前，就认识到认知症的问题，并提出建立具有专门功能的老年人医院，对认知症患者进行治疗和护理。与此同时，日本政府也十分重视老年人独立生活和参加工作等问题。为了深入研究老年人晚年问题，1992 年，他们还专门邀请美国老年学专家 Rowe 教授，与日本相关领域的专家和学者共同研讨有关成功老龄化的相关话题。自 80 年代，日本对老年认知症的重视就已经体现在药物与治疗方面，并十分重视从护理学、行为科学与社会科学三个方向来探讨老年人的认知问题。

日本重视从社会科学角度研究老龄化问题。1993 年，国际老年学学会在布达佩斯召开以"科学要为健康老龄化服务"为主题的大会。在大会上，许多世界著名的专家和学者指出，认知症是可以通过社会、医疗、心理及社会环境等多学科相互合作达到防止与治疗的目标的。日本的前田大作教授在会议上提出"解决老年人的生活和生命质量取决于社会科学"的言论，至今令我记忆犹新。为了研究人口和老龄问题，我先后不下 10 次到日本考察、参会并访问过诸多养老机构。在这个过程中，我认识和感受到日本对认知症患者的护理与康复是非常

重视的。例如，日本倡导养老康复机构和少年儿童机构
毗邻建设，此举是重视老年人的心理健康。日本在应对
人口老龄化和认知症方面积累下来的经验，令我印象深
刻。

2020 年 3 月，中、日、韩三国首脑在中国成都洽谈
有关养老领域合作时，特别提及人口老龄化在护理与康
复等方面的问题与合作。日本在认知症患者的治疗、护
理与康复方面有着数十年的丰富经验，其中的许多经验
是值得我们学习与借鉴的。

二、多学科知识与实践相结合，必然产生新思维，实践出真知

本书最大的特点就是：思维创新、实践创新和理论
创新。从学科分类来说，本书应该属于护理科学。作者
在广博的生物医学知识基础上，又吸收了国际上已经取
得的健康老龄化决定性因素的成果，利用多年积累的实
践经验，应用到老年人认知症的预防、临床、护理、康
复及心理临床治疗上，应该是一种创新。世界卫生组织
提出的健康四大基石和健康决定性因素的量化研究中，
认为个人的生活方式与行为方式对健康能够起到 60% 的
作用。本书利用这些研究成果，提出通过喝水、排便、

膳食、运动来治疗认知症。本书的创新之处就是把科学知识应用在认知症上，例如：每人每天都需要喝1500毫升的水，对有健康素养的人来说，这一点自是耳熟能详，但喝水能够有效改善认知症的症状，很多人知之甚少，这也是一种认识的创新。

本书将认知症划分成不同类型，在此基础上区分对待、分类治疗，并把患者过去和现在的生活方式及行为方式同之后认知力的影响联系起来，而不是笼统来谈认知症的治疗。我认为这是基于人类生活与生存根本上的复杂性提出的，很有新意。作者从事护理工作理论和实践近四十年，对目前有关认知症的一些认识提出许多挑战，这也是作者的一项研究成果，例如：认知症并不全是脑记忆问题。

本书中提出认知的形成机制，在理论上有创新意义。作者把人的认知力比喻成一所房子，把意识比作地基，即各种感觉器官（视觉、听觉、嗅觉、触觉、感觉）。把认知力中两个关键点比作房子的两根支柱："一根是注意力，另一根是心理能量（指的是对事物关注和兴趣）。"把记忆和语言比作屋顶，我认为是作者的创新认识。作者认为治疗认知症患者没有特效药，要摆脱对药物的依赖等，这些认识值得我们参考与研究。

三、实践是检验真理的唯一标准

实践是检验真理的唯一标准，既适用于自然科学，也适用于社会科学，对老年认知症患者来说也是适用的。本书强调护理对治疗认知症起到决定性作用，是经过作者近四十年从事介护（护理）理论和实践相结合所得出的研究结论，也可以说是知识来源于实践。日本语言所讲的"介护"与中国所讲的"护理""照护"含义基本上是一致的。本书强调通过护理能够有效治疗认知症，信心满满。书中认为80%的患者可以通过喝水、排便、膳食、运动得以好转，但本书没有大量的统计实证材料作为论据，只列举几个人的事例来佐证，缺乏充分的说服力。我希望作者能够进一步提供足够的实证材料。中国失智老年人很多，可以在护理和康复中来证实或证伪，也是一项很有意义的研究。作者提出治疗认知症患者的四个要素，对常人健康和对认知症患者健康是必要且充分的条件，这是合乎科学规律的。从我个人生活经历来看，还应该加上"睡眠"这个因素，睡眠对个体自身的免疫力、抵抗力和复原力是十分重要的。

本书提出的四个要素对老年人健康的重要性，符合全球健康老龄化决定性因素的共识，同2002年在马德里召开的第二次世界老龄大会上，提出的"重视老年人精神健康和老年人参与社会同重视躯体健康同样重要"的认识是一致的。本书把认知力形象地比喻为房子，以意识为基础，以注意力和心理能量（兴趣、关注）为两根支柱，以记忆和语言为屋顶，符合世界卫生组织2015年提出的健康老龄化的关键是老年人功能的发挥这一说法。世界卫生组织所说的老年人功能发挥，是指老年人认为对自身有福祉、认为是重要的、是个人非常关心和有兴趣的、且是力所能及的事情、能够发挥功能，称为健康老龄化。该表述同本书所讲的认知力包括注意力、兴趣的表述精神是一致的，这表明：老年学和老年医学同社会科学和行为科学需要密切合作才能解决认知症的问题。本书提出的新认识还需要更多的实践来检验它的科学性。

本书的出版在中国积极应对人口老龄化中，对老年人失智症（本文称认知症，我认为失智指认知的缺失）有重要的借鉴意义。过去中国用"老年痴呆症"这个词来称呼那些患有认知症的老年人，有歧视和不敬之嫌，海外华裔也有多种不同的命名。2017年，北京出版社出版的《失智老年人照护师》一书，涉及失智者照护的各个方面，表明中国失智的老人越来越多，受到的重视程度越来越高。

当今，中国强调医养结合，但养老机构大多数是以生活照料为主，医疗护理常常是由医疗机构来负责，未能做到有机结合。《失智老年人照护师》和本书的出版要求护理人员有预防医学、临床医学、护理学、营养学、康复学及心理学等知识。目前，中国一些护理师和大多数护理人员还不具备这样的全面知识。随着中国经济发展和全民教育水平的提高，护理人员也应该有更多的学科知识，使他们"知其然，也知其所以然"，逐步提高预防、护理、康复的科学水平。本书的出版对提高护理人员的护理水平有很大帮助，对治疗失智老年患者有许多借鉴意义。由于人口基数较大，中国的失智老人数量较多，在解决失智老年人问题上，中国应该对世界做出更大的贡献。

邬沧萍

中国人民大学荣誉一级教授

中国老年学和老年医学学会名誉会长

2020 年 7 月于中国北京

推荐序 二

人口老龄化是全人类面临的共同命题，随着中国人口老龄化进程的加快，中国老年认知症发病率也逐年递增，目前国内已经有 1000 万老年人患有认知症。并且在未来的数十年内，这项危机将随着人口老龄化的发展造成其他更严重的社会问题。

然而，俗称"老年痴呆症"的认知症，在公众中的认知却很贫乏。无论是老年人还是子女，对老年认知症的预防意识都十分淡薄。怀疑家中老人患上了认知症该怎么办？如何对认知症患者进行预防和治疗？如何照顾患有认知症的老人？为了给公众一个答案，由日本医学博士竹内孝仁编著的《通过"喝水、排便、膳食、运动"改善认知症》详细阐述了认知症可以通过"喝水、排便、膳食、运动"这四项介护工作就得到很好的改善。起初看到这一结论，我感到很惊讶，甚至半信半疑。

本书告诉我们，在 19 世纪，人们对认知症的概念停留在等同于脑部问题，但其实这一结论已经被否定，认知症其实与记忆障碍有非常不同的区别。认知症可以归纳为六种不同的类型：身体失调型、认知障碍型、环境不适型、纠葛型、游离型、回归型。针对不同的认知类型，要采取不同的介护方法，才能使得效果更加明显。改善认知症，要避免自身对认知症的恐惧，不要盲目迷信"大脑训练"，要做好如下几点：预防身体肥胖、爱护牙齿、注意摄取充足的水分、坚持基本的运动、培养三个良好的兴趣爱好，并且要随时积极主动地融入社会中。

由此我想到，现实生活中有很多事情也是如此，我们可能经常有一些先入为主或想当然的看法，我们有很多观念需要更新。比如：人们对"个体本人是健康第一责任人"的理念可能都耳熟能详，但实际中又很难自觉做到。保持良好的个人卫生习惯，如：勤洗手、不吸烟、保持社交距离、必要时戴口罩，这些应是日常生活中的常态，而不是等病毒来临时才想起去做。

在 21 世纪，认知症逐步成为一个严重的社会问题，认知症药物至上主义治疗俨然已走到了尽头，我们需要扭转对认知症的看法。有鉴于此，这本书正是为医生、从事介护工作的人、认知症患者的家属而写的。在内容上以"够用"为度，以"实用"为准，理论紧密联系实际，深入浅出。旨在帮助希望预防认知症在内的所有人，对认知症是什么样的疾病，以及它只有通过介护才能得到有效治疗的这个道理，有更好的学习和理解。唯有介护能有效治疗现代社会所造成的认知症！

全球性的人口老龄化是不可逆转的，尽管世界各国采取了鼓励生育、完善健康服务体系等一系列措施，但这些措施只能减缓人口老龄化的速度，并不能改变人口老龄化的趋势。此外，高龄化也将不断加剧，这个世界不可能变得更年轻。而高龄化往往与独居、孤寡、失能、认知症等因素叠加，使得高龄群体的养老保障、照护服务、社会参与、权益保障变得更加复杂。重新认识老年人，重新认识认知症也将是一项十分紧迫而艰巨的任务。

黄石松

中国人民大学首都发展与战略研究院研究员

北京市老年学和老年健康学会会长

2020 年 7 月于中国北京

推荐序 三

2200 年前，秦王嬴政荡平六国，一统江山，成为中国历史上首个上位的皇帝，史称秦始皇。然万般壮志皆酬的始皇帝唯有长生不老之愿未遂。彼时，遂有四海方士揣摩其当了皇帝想成仙的愿望，投其所好，诡称东海之中有蓬莱、方丈、瀛洲三座仙岛，岛上仙人炼有长生不老之仙丹，可保龙体万寿无疆。秦始皇信之，随即派遣徐福携带重金，率童男童女三千及大批工匠前往东瀛访仙求丹。东瀛即现在的日本，彼时尚处于绳文时期迈向弥生时代的过渡期，自无长生不老的仙丹妙药可求。最终，两手空空如也的徐福无法回去复命，只得硬着头皮带着童男童女蜗居日本，悄悄地在东瀛开花结果，传宗接代，从而留下了不少秦姓后人。现日本的"秦"姓之民皆为当时的后人也。

往事越千年，弹指一挥间。至今世上仍无不老仙丹问世。然而世人追求长生不老的夙愿却一浪高过一浪。与此同时,当年还在刀耕火种的日本也一跃而成了世界平均寿命最长的国度。莫非东瀛之地虽无长生不老仙丹却真有益寿延年秘方?

机缘巧合,经原东京都议会厚生委员会的野村有信会长的引见,我们有幸结识了誉满日本的养老问题专家竹内孝仁教授。

竹内教授年近八旬,鹤发童颜。如若两千年前让徐福碰见,势必惊若上仙。竹内教授早年毕业于日本医科大学。抑或因其名中有"孝仁"两字,他从20世纪70年代起就致力于老龄介护管理的研究及临床实践。历经40多个寒暑,现今的竹内教授已被视为日本康养领域中的泰斗。在担任国际医疗福祉大学大学院教授的同时,竹内先生还出任日本安倍政权的养老事业专家委员会顾问,为日本政府制定现今的养老政策提供了许多切实可行、利国利民的建议。

日本被确立为世界最长寿之国已近二十载了。目前65岁以上的老人已占日本全国总人口的28%以上,大有"三人行必有一老"之势。随着社会老龄化的发展,每年用于高龄老人的庞大医疗和护理费用支出给日本政府的财政预算带来了巨大的压力。长此以往,花钱续命最终会将日本社会拖入无际的沼泽之中。正因如此，世界上许多发达国家已从最初单纯追求老人的寿命年龄开始转为注重老人的质量寿命。简言之，健康地活到一百岁才是真正的百岁长寿年。反之，这个长寿年就会被"折寿"。何去何从，日本陷入了进退两难之地。此时，竹内教授推出了穷尽半生心血的研究成果"自立支援介护"的理论和实施方法。顾名思义，这是一种帮助老人自强自立，以很少的经济代价换取老人健康的护理方法。教授的这一理论通过无数的实例证明可在很大程度上帮助缓解长寿与寿命质量、延寿与经济支出的矛盾，因为无论是国家还是个体家庭在对活力老人和非活力老人方面支出的费用是完全不同的。有专家估算过，如按教授的理论去实施，每年约可为日本政府在用于老年人的医疗护理预算中节省近万亿日元(约合 600 亿人民币)。为此，日本政府在数年前已开始采纳竹内教授的建议并在全国范围内加以推广。

　　本次出版的有关治疗认知症的著作亦是竹内教授的"自立支援介护"整体理论与实践中的一个部分。书中，教授不仅用简明易懂的语言告诉读者们用怎样的方法能使历来被认为不可逆转的认知症奇迹般地发生逆转，同时还清晰地展现了以往的案例实施过程及成果，以供读者在今后的实践中效仿。我们确信这本教科书级的专著不仅对从事康养事业的专职人员开卷有益，同时对那些家有认知症患者的家属来说也是一部"福音"。而我们志同道合三人为中日交流常年穿梭于两国之间。此次能通过引荐该书使中国千千万万患有认知症的老人受益，意已足矣。

收笔之际，请允许我们对原东京都议会厚生委员会委员长野村有信先生表示最诚挚的感谢。野村先生不仅是我们与竹内教授之间的引见人，也是"自力支援介护"的践行者。他以自己的实践向我们证明了他的介绍是靠谱的。

同时，请允许我们向首都医科大学附属天坛医院脑神经科外科的主任医师刘海生博士献上我们最真诚的谢意，感谢刘海生博士以其独特的专业眼光为竹内教授的理论做了背书。

我们还想把敬意献给从事国际教育文化交流的王宇总经理，是他慧眼识珠，在浩瀚的日本书海之中选定了本书并引荐给了广大中国读者。

最后，鸣谢作者竹内孝仁教授和原著的日本出版社株式会社广济堂授权本书在中国境内的出版和发行及给予了我们巨大的帮助和指导。同时鸣谢中译本的出版社中国大百科全书出版社的悬壶救世之举及本书的译者高华彬和李建华两位老师的辛勤付出。

我们的推荐序仅用于抛砖引玉，真正的金玉良言就在后面。愿本书的读者均能开卷受益。

方五二

世界华人协会常务理事

今村政纯

日本和泓控股股份有限公司董事长

张橹

中国和平国际旅游有限责任公司副总经理

2020 年 5 月于日本东京

推荐序 四

认知症也称为失智症、痴呆症，多由阿尔茨海默病和早老性痴呆等疾病引起，中国发病人数在 1000 万人以上，且发病人数逐年增多。一旦罹患认知症，将给社会与家庭带来巨大的负担，因此，认知症的系统化的康复治疗、恢复认知，重新回归家庭与社会生活迫在眉睫，也是认知症康复与治疗的使命与目标。

有机缘拜读竹内孝仁教授的专著《通过"喝水、排便、膳食、运动"改善认知症》。作为一名长期从事神经系统疾病治疗的临床医生，看完本书，我深受震撼与启发。

文中提出的四个主要方法——喝水、排便、膳食、运动，这些是每一个人每天都在或多或少做的事情。竹内教授通过大量的护理实践经验，还原事物与治疗的本质，提出了独特观点与技术，在认知症的养老护理中，取得了很好的康复效果。

中国已经逐步步入老龄化社会，而失智的人数在急剧增加，给社会与家庭带来巨大的影响。日本较中国早数年进入老龄化社会，两国人民有着相似的文化传统，都是亚洲人，日本对认知症的护理与康复治疗经验，值得国内深入学习与推广。

文章介绍了多个治疗案例，通过每天喝 1500 毫升水、恢复正常的排便、多走路、多咀嚼与加强营养这四个方法，组合起来使用。很多认知症的老人去掉了纸尿裤，能够认人了，暴躁情绪缓解了，生活恢复了自理，逐步回归到了家庭和社会生活中，提高了生活质量。

本书介绍的方法，对从事认知症临床治疗的神经科、康复科医生，以及从事养老机构、医养结合机构的专业护理人员、康复人员有很好的借鉴作用。

期待国内有更多的专家及机构，能够使用竹内教授的方法，帮助更多的认知症患者恢复正常的认知功能，恢复健康，早日回归家庭与社会生活。

刘海生

医学博士、博士后、主任医师

2020 年 12 月于中国北京

译　序

　　去年见到老同学张橹时就曾听她兴致勃勃地谈到日本竹内孝仁教授关于认知症的疗法，心境为之一亮，期待如有机会将其理论引进到中国该有多好。没想到好事来得如此之快，春节过后，张橹委托我来运作翻译竹内教授治疗认知症的著作，大喜过望，无形中为新冠疫情宅家生活平添了乐趣。

　　日本老龄化早在 70 年代就初现端倪，有吉佐和子敏锐地抓住这一社会问题，并于 1972 年发表了小说《恍惚的人》，在日本引起轰动。这部作品以纪实文学的手法，首开先河勾勒出认知症给患者及家庭带来的深刻社会问题，从不到一年就畅销 194 万部的惊人数字来看，印证了认知症给人们带来的心理冲击何其强烈！主人公茂造饱受认知症的折磨和儿媳昭子为伺候公公精神状态几近崩溃的境地让人印象深刻。

时过境迁，日本当今在世界老龄化国家排行榜中名列第一，老龄人口接近28%；到2050年比例将增至42%；而中国紧随欧美国家之后名列第十，占11%，成为世界老龄人口过亿的国家。严重的老龄化必将给社会发展带来新的挑战，对养老、医疗等社会保障产生巨大压力。由此，认知症成为不可忽视的课题。

"认知症"，至今仍被中国绝大多数人称为痴呆症，这个叫法与时代的文明步伐难以接轨。台湾地区和香港地区已相继改称为"失智症"（2000年/台湾地区）、"认知障碍症"（2012年/香港地区）；而日本为避免用词带有歧视性，也于2004年改称为"认知症"。我觉得"认知症"叫法比较客观，且简洁易记，故此书翻译时均采用此词，这样也为中日两国间关于养老问题的沟通交流，减少障碍。

这部治疗认知症的著作是竹内教授"自立支援介护"系统理论的组成部分，是教授通过20世纪70年代至今四十余年孜孜不倦的实践与观察的结晶。通阅全篇，感触颇深。论述简明扼要，且深入浅出，读来通俗易懂，字里行间折射出教授是位充满爱心、善于思辨、医术精湛，有正义感、责任感的医师及学者。

充满爱心：当初竹内教授看到介护机构里的老人大

多穿着纸尿裤、卧床不起，便决意改变现状，实施"脱掉纸尿裤运动"。让老人们自己走到食堂坐在椅子上用餐，陪护他们去洗手间。为什么？是为恢复老年人的尊严！这并不是医疗范畴的概念，作为医生能够从尊严的角度对待老年人，没有爱心是意识不到也做不好的。经过他们十余年的努力，东京都的介护机构有60%实现了"零纸尿裤"，业绩斐然；而在推进老年人实现自立的实践过程中，他又遇到了认知症的课题，"如何改善认知症"就成了下一个研究课题，一干就是三十年。竹内教授说这部著作"首先是为了帮助认知症患者本人实现社会性自立，同时衷心希望对那些期盼减轻介护负担的人、那些打算对认知症有所预防的人起到帮助及引导的作用"。读到这里，不由得对竹内教授肃然起敬。

善于思辨：竹内教授三十年的实践形成了自己独特的治疗理论，他认为"认知症无法治疗"的说法并不正确，而是认为认知症既可改善、也可预防。所以，他对认知症不以"不治"为前提，而是在"治疗"的起点上开展诊治。截至目前，竹内教授已帮助多名认知症患者改善了症状。竹内教授强调，对认知症不要轻易做出诊断。人过65岁，都会出现一定程度的脑萎缩，而大多数家属把患者单纯的健忘看得过重，医生又往往把这种正常萎缩导致的健忘巧妙地嫁接到"患上了认知症"！岂知患者一旦被诊断为认知症，他就会远离人群，形成社会性孤立，进而造成家庭因精神及缺乏护理知识而崩溃的悲剧。上述案例已屡见不鲜。竹内教授认为，未雨绸缪很重要，在发展到这种地步之前，预先掌握有关认知症的问题行为及异常行为的知识非常重要。教授根据认知症的症状起因和诸多病例总结出六种类型，即：身体失调型、认知障碍型、环境不适型、纠葛型、游离型、回归型。这些无疑都是非常宝贵的经验。

医术精湛：怎样使认知力保持正常或恢复正常，本书书名一语道破，竹内教授把它归纳为四点：水分补充、排便（排泄）、营养补充（膳食）、活动肌肉（运动）。言简意赅，一目了然；而其中尤其强调喝水的重要性，认为人体内水分不足是产生认知症的主要原因，只要损失相当于一瓶500毫升饮料的水分，人的头脑就会变迟钝，意识状态会变得不正常，从而引发问题行为及异常行为；故只需喝水就能治好认知症，其有效性是经过三十年的介护实践得到充分验证的。水分补充作为改善认知症的重要措施，竹内教授提倡每天摄取水分1500毫升（相当于三瓶500毫升饮料瓶的水量）。普通的白开水、茶水或果汁均可，不用一口气喝掉，可一天分几次饮完，说得苦口婆心。有人（包括我本人）担心，老人水喝多会增加尿失禁的概率，其实恰恰相反，水分摄取得越多，尿失禁消失得越快。尿失禁正是因为不喝水造成意识觉醒水平下降、大脑指令出现障碍而引起的。因为存在这个误解，所以很多老年介护机构都会控制老人的水分摄取量，这类错误的介护至今依然盛行。

有正义感、责任感：竹内教授对部分医疗从业者存在药物至上的不良倾向、滥用药物的不正之风深恶痛绝；对一些制药公司为尽早取得药物审批不择手段，篡改验证药物疗效的临床试验数据之类行径疾恶如仇，痛斥"医疗领域的治疗现状，正在朝着恶劣的方向发展"。能有如此是非分明、心怀正义、不为利益所左右、视患者为第一的精神，实在难能可贵，令人感佩。

感谢竹内教授书籍出版工作小组的中日双方成员，他们长期以来致力于中日民间友好交流活动，将这次的翻译工作委托于我，使我有机会与此书结缘，由衷感激。

感谢曼普洛教育的总经理王宇，尽管我们只见过一面，但是他对教育事业的热心、对养老行业的独到见解、对本书的引进及运作、对本书翻译工作给予的支持，令人动容。

本书翻译由我和值得信赖的译友高华彬共同担纲，

他出色的翻译功底为我们的合作画上了圆满的句号。

最后，衷心感谢竹内教授为中国认知症患者和辛苦照护他们的家人，以及今后步入老年行列的所有人带来福音！

李建华

2020 年端午于北京

目　录

终章

为什么日本的疗法不能有效治疗认知症　　　　　191

序　言

从"零纸尿裤运动"的成功获得的启示

从 20 世纪 70 年代开始，我就一直在从事老年人的介护工作，至今已经超过四十年。因此，在老年人介护领域，我也算是一员老将了。记得当初我作为特别养护老人之家[1]的主管医师去的第一个地方，遇到的大多是穿着纸尿裤、卧床不起的老年人，老人们穿着纸尿裤在床上进食，如此情景随处可见，大家对此也都习以为常。

可是，这样他们作为人的尊严何在呢？

这对我触动很大。我想，这种状况必须得到改变，于是决意实施一项名为"**脱掉纸尿裤运动**"的措施。让老人们自己走到食堂，坐在椅子上用餐；陪护着他们去洗手间，让他们坐到便携式马桶上。我们首先把这些作为目标，一边反复试错和摸索，一边坚持不懈地改进。

1　特别养护老人之家：日本公立运营的、向因身体或精神原因难以在自家生活的老年人提供的休养、护理机构，入住费用低于民营的收费老人之家。1963 年制定的《老人福祉法》将原来的"养老院"改称"特别养护老人之家"，2000 年新的《介护保险法》又改为"介护老人福祉机构"。——译注（全书注解均为译者所写，后不再赘述）

其结果是，经过十年左右的努力，原先在东京都内占六成使用纸尿裤进行介护的特别养护老人之家，全部实现了“零纸尿裤”。

不过，在反复进行“如何让卧床不起的人实现自立”相关理论研究及实践的过程中，我们又遇到了另一个课题——“认知症[1]”。

认知症与老年人介护的关系密不可分，在推行脱掉纸尿裤运动的过程中，有些人出现了诸如夜间谵妄症状，即一到夜里就坐立不安，情绪变得不稳定之类的问题。当时，这种病还不叫认知症，而被称为痴呆症。

这样，“如何改善认知症的症状”就成了我接下来的研究课题。

1　原称“痴呆症”，中国大陆目前还在沿用此叫法。因容易带来歧视和不敬，中国台湾地区在 2000 年更名为失智症，中国香港地区在 2012 年更名为认知障碍症；日本在 2004 年更名为认知症。认知症叫法比较客观，且简洁易记，翻译用此词，意亦在普及。

仅输入 500 毫升葡萄糖液，烧就退了

实际上，我这个通过补充水分来改善认知症的想法，与当时特别养护老人之家的老年人经常发烧有关。老人们时常出现 37 度左右的低烧，有时还会突然变成高烧。这时候，我们会让指定的合作诊所给他们看病，倘若诊所找不到原因，我们再找附近的大学附属医院。

去了大学附属医院之后，患者第二天就会完全退烧。

为给今后做参考，我便询问他们都做了些什么样的治疗。多数时候得到的回答是："只是点滴了 500 毫升的葡萄糖液而已。"

也就是说，只是给患者进行了"水分补充"。

这也有可能是"葡萄糖"具有某种功效。可是，使用其他不含葡萄糖的药液打点滴后，症状得到改善的例子也为数不少。

这种例子越来越多后，**我就寻思："也许介护机构里发低烧的那些人通过补充水分也能退烧吧？让他们多喝水是不是就不会发烧了？"**于是，在对他们有意地增加水分补充之后，不仅在一两天之内发烧者迅速减少，而且夜间谵妄等问题行为也几乎都消失了。

实际上，在彻底实施了水分补充之后，首先认知症患者的表情变得平稳了。其次，认知症的各种不稳定行为及问题行为随之消失，后来我也目睹了无数这样的例子。诸如啃食纸张或者梳子等"异食"行为，在两三个月之内也迅速减少。

这样，我便开始琢磨**"那些老年人身上所出现的各种问题是否因为缺乏水分呢？"**，并反复进行了实践及理论探索。

"喝水疗法"在介护机构已见成效

与此同时，我也强烈感到必须消除人们对认知症的误解。

有人说，认知症属于记忆障碍，是源自脑萎缩及异常蛋白沉积的一种大脑疾病。然而，我对这类看法却抱有疑问，总觉得他们说得不对。而且，我认为如果不对认知症是什么重新进行定义，我们将无法对其进行治疗。

我以前的专业是矫形外科和康复，所以在我心里有着"只有能给人治病，才称得上是医生"的观念。比如矫形外科，基本的治疗工作就是把患者断裂的骨头重新接上。

不管什么病都能治，这才是医生！这种想法在我心中根深蒂固。

如果有卧床不起的患者，那就要让他能够站起来走路，不要说什么认知症也是记忆障碍什么的，先治病再说。

我怀着这个信念，一路走到了今天。

我的认知症介护理论，即不以"认知症不治"为前提，而是在"治疗认知症"的起点上开展诊治，拿出结果。

只需要喝水，就能使认知症的症状好转。

现在仍然有人对此投来怀疑的目光。但是，我正式从事认知症介护工作已超过三十年，在这漫长的过程中，这个介护理论的有效性已经得到了验证。

也许有人会担心，这是否会导致频繁上厕所？然而实际上，**很少人因为采用这个方法而增加了上厕所的频次。**

另外，即便上厕所频次有所增加，但让患者喝水仍然利远大于弊。我想诸位读完这本书就会理解这一点。

我的这个理论，已经在很多介护机构及市町村[1]得到应用，并且取得了显著成效。实际上，我还应邀去电视台做过节目，通过电视向社会广泛介绍了我的理论。让患者补充足够的水分，确实能取得比服用药物更好的效果，希望有更多的人知道这一点。

当然，本书首先是为了帮助认知症患者本人实现社会性自立，同时对那些期盼减轻介护负担的人、那些打算对认知症有所预防的人，我也衷心希望阅读本书能对他们有所帮助。

1　在日本行政区划中，市町村是都道府县之下、最基层的地方行政单位。

序　章

大多数认知症都可防可治？！

与田原总一朗[1]先生对谈有感

认知症一旦得上了就治不好，这是目前的定论。

也许有人会说："不，你说得不对。现在不是已经有治疗认知症的药物了吗？"不过，我要告诉你，**目前市面上推出的治疗认知症的药物，都只是能够延缓病情的发展，并非能够治疗认知症。**也就是说，就现代医学而言，认知症是一种无法治疗的疾病，即不治之症。

一想到这是"不治之症"，人们对认知症的恐惧和不安便会加剧。

1　日本政治新闻评论家，资深自由传媒人。1934 年生，1960 年早稻田大学毕业后入岩波映画制作所，1964 年入东京电视台，1977 年成为自由传媒人。著述颇丰，有《日本的官僚》《日本的战争》等。

很多人对身边的亲人患上认知症，或者自己本人出现认知症的症状，深感恐惧和不安，这也和他们认为认知症是"不治之症"有关。

几年前，我曾经有幸与著名媒体人、评论家田原总一朗先生有过一次对谈。对谈的起因是在一个论坛上我与他相遇，我在会上做了演讲，题目是《认知症算个屁》。

田原先生在对谈中说："认知症没办法治好，对吧？其实，我也怀疑自己是不是患上了认知症。"这让我惊讶不已。

我问为什么，他解释说："我有时会忽然忘记了自己想要做的事情……""有时在饭店里醒来，会一瞬间搞不清楚自己身在何处""感觉自己注意力涣散，精力不够集中。"

我回答："您说的这些都是生理性衰老的现象。"

田原先生是日本著名媒体人，他通观全局，以敏捷的思维和凌厉的机锋谈论时政，针砭时弊。连这样理性且富有才智的人都对自己感到不安，怀疑自己得了认知症。我真切地感受到了人们对认知症的误解之深。

之后，我把与田原先生对谈的内容汇编成书——《田原总一朗直逼真相：喝水治认知症！》[1]，出版后竟然很畅销。由此，我也确实感受到了社会公众对认知症的极大关注与不安。

"认知症无法治疗"——这种说法是错误的

我从 1973 年担任特别养护老人之家的协理医生起，就开始与认知症打交道。四十多年来，我接触到了各种症状的认知症。

有的白天很平静和稳定，可是从傍晚到夜里就变得兴奋来回游走；有的告状说"护工或护理员偷了自己的东西"；有的会突然发怒出手打人；有的会咬食纸巾等食物以外的东西；有的一天到晚发呆没

1　日文原书名为『田原総一朗が真実に迫る　認知症は水で治る！』，由白杨社（ポプラ社）出版。

有任何反应……

认知症患者所表现出来的症状实在是多种多样。也有些是突发性和异常的行为。不少家属和护理员为此饱受折腾，却又不得不接受"认知症无法治疗"的事实，为此疲惫不堪。

然而，"认知症无法治疗"这个说法并不正确。认知症是一种既可以改善、也能够预防的疾病。

实际上，到目前为止，我已经帮助很多认知症患者改善了症状。因此，大家绝对不要气馁，不要放弃。

那么，怎样才能治好呢？

首先，**最重要的是"水分"。**其原因我将在后文再作阐述。

例如，一位体重 50 公斤的老年人，其体内所含水分大约为 25 公斤。水分占比如此之大，水分在身体中所发挥的作用之大可想而知。

当然，我的本意并非让大家把水奉为灵丹妙药，只是希望大家知道，**充分摄取水分，是改善认知症症状最为重要的一点。**

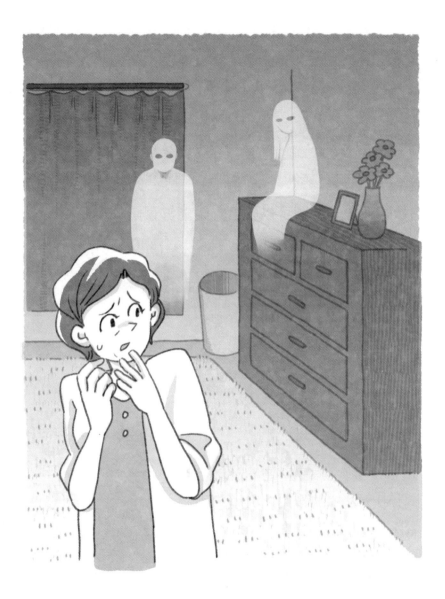

事实胜于雄辩：认知症令人困扰
的症状是可以改善的！

在进入论述之前，我先介绍几个症状得到实际改善的例子吧。

K 女士，78 岁，曾经有徘徊和幻觉症状

从某天开始，这位 K 女士就时常说"有个人站在那里瞪着我""有个女的坐在柜子上面"之类的话。

K 女士曾经长年在大型电信公司上班，后来辞职回家。孩子们都结婚成家后，家里只剩下 K 女士夫妻二人。丈夫因为交际广泛，所以经常不在家，

而 K 女士与邻居及朋友几乎没有往来，整天宅在家里。不久，她就出现了上述幻觉，后来还出现了徘徊行为，说一声"我要回家了"，然后走出家门不知去向。去医院就诊，结果被诊断为认知症，大夫还给开了药。可是服药后，幻觉并没有消失，而且还出现了不愿洗澡、不愿上厕所等行为。

这可愁坏了家里人，为了减轻白天的介护负担，家人决定利用日间介护及短期托付服务。而那家介护机构恰好采用了我的理论，他们通过询问其家属得知 K 女士平时很少喝水。于是，他们告诉其家属，在家里的**水分摄取总量需要增至 1500 毫升**，同时**还要争取每天步行达 2000 米**，来介护机构以后也坚持喝水和运动。

增加饮水量大约两周后，K 女士就不再出现幻觉，徘徊行为也随之消失，不愿洗澡、不愿上厕所等问题行为亦不复存在了。她原先与家人说话总是答非所问，现在也能够正常应答了。

目前，K 女士的状况很稳定。

Y 先生，84 岁，
曾有动辄骂人、夜间谵妄、随地小便症状

Y 先生当初也被医生诊断为认知症。因为父亲在老家开了一家铁匠铺，所以他早早地继承了家业，磨炼出一手精湛的技术。其间，Y 先生又对作坊式的小工厂实施了公司化改制，显现出了作为经营者的才干。

可是，待他把公司交给儿子打理、自己退居二线后，身体却渐渐出现了异常。

首先是出现了夜间谵妄的症状，越到晚上越变得坐立不安，转来转去地游走徘徊，有时还撒泼胡闹；而且时常对妻子和儿子破口大骂："你们都是没脑子的白痴！""你们还敢命令老子！""都赶紧给我滚！"原本温顺老实的人，却变得经常无故发怒。

不久，他又多了一个毛病：随地小便。即使在夜里，他也会站到楼梯上往下撒尿，家里人早晨起来一看，楼梯上下全是湿淋淋的。这种情况反复出

现，若有人说他，他马上恶狠狠地出口反骂。家里人对此束手无策。

家属与介护管理专员商量后，决定把他送入介护机构。可是，Y先生被送进去后，随口骂人、夜间谵妄、随地小便这些症状却变得越发严重。最后，**介护机构以给其他老年人带来困扰为由，把他赶了出去。**

随后，他又去了另一家介护机构，不过他的那些问题行为依然没有改善，然而管理员为准备商议如何照料Y先生对策而事先搜集相关信息时，发现他每天的摄水量极少，只有600毫升左右。究其原因，主要是因为他有随地小便的毛病，因此家人还有上一家介护机构都有意地不让他摄取水分。

于是，管理员就从增加每天的摄水量入手，开始了对Y先生的介护。等他症状稍微稳定后，又让**他开始散步，做运动。到了第二十天，他一天的摄水量已增至1400毫升，此时Y先生的情况出现了明显的变化，各种问题行为彻底消失，**变得和颜悦色，也能与其他人进行交流了。

之后，Y 先生的症状继续得到改善。现在，他还会主动要求照顾新入住的人，而且和管理员经常有说有笑，十分健谈。他还经常参加社区活动，并且讲话致辞。

过去的那些问题行为仿佛不曾出现过，Y 先生又找回了昔日的企业家风采。

N 女士，76 岁，
曾有随便拿别人东西、拒绝介护、尿失禁症状

N 女士过去是一名护士。由于丈夫很早就去世，孩子的居住地也离得很远，她一直过着独居生活。辞掉工作之后，她经常与要好的朋友结伴外出或旅行，还积极参加志愿者活动，惬意地享受着自己的第二人生。

然而，天有不测风云，自从因脑梗死住了一次院，N 女士的情况就发生了变化。脑梗死使得她的右半身轻度麻痹，她开始整日居家，闭门不出。

朋友和子女经常去看望她，发现她屋里越来越乱，好似垃圾场一般。他们放心不下，便去找社区的介护管理专员商量，最后决定为 N 女士提供上门护工及日间介护的服务。

可是，N 女士对此表示拒绝，她既不让护工进屋，也不愿去日间介护机构，依旧躲在屋里闭门不出。没过多久，她又开始出现其他症状：在外面游走后找不到家；要进别人家里，等等。甚至有一天还忘了关煤气，差点引发火灾。

考虑到不能再让她这么一个人生活，而且子女又居住在异地，与她的子女商量后，决定让她紧急住进介护机构。

刚进去那段时间，她经常在介护机构内转悠，还把机构里的公共用品或他人的私人物品随意拿走攒起来。护理员来照料她时，她就大吵大嚷"你要干什么？""别碰我！"，不让别人碰她。夜间遗尿及白天尿失禁等情况也仍然存在。有时候趁人不留神，她还会私自跑到外面去。

刚去介护机构时，N 女士摄水量极少，每天只有 300 毫升左右。而且来之前的一日三餐也是很凑合，靠在附近便利店买的甜面包、孩子或朋友送来的杯装方便面，或者偶尔心情好允许护工上门时护工帮着做的饭菜勉强度日。因此，她的营养状况好似也有问题。另外，因为不喝水不吃东西，所以几乎没有排便，处于排泄次数极少的状态。

于是，管理员开始**增加 N 女士的摄水量，两周后增加到每日 1000 毫升，并且每隔一小时提醒她去厕所，加强了排泄方面的介护**。然后，在此基础上又进一步增加摄水量，**一个月之后增至每日 1700 毫升**。

到了这个阶段，N 女士的尿失禁症状消失了，每天能熟睡八个小时。介护机构提供的营养均衡的伙食和水分补充使排便形成了良性循环，N 女士不仅不再拒绝介护了，就连收集物品、外出游走的现象也彻底消失了。

就这样，两个月后，N 女士又恢复了原先开朗、外向的性格，不久就离开介护机构回家了。

现在，N女士搬了家，新居离朋友家很近，端碗汤过去都不会凉。她在新居一边接受上门护理和日间介护，一边继续过着独居生活。回家后，N女士仍然坚持每天摄取足量水分，而且定期叫外卖送餐以保证膳食营养均衡。同时，她也不忘与朋友一起散步或者去日间介护机构做健身运动。

就这样，以前那些认知症症状再也没有出现，N女士又恢复了正常的生活。

仅少摄取一瓶水就可能引发意识障碍

我这里介绍的例子仅仅是从日本全国各地寄来的症状改善报告中很小的一部分，但它们都有一个共通点，就是患者之前每天的摄水量偏少。

摄水不足会使身体出现异常。

为什么这么说呢？因为水在人体内发挥着各种各样的功能。如果水分充足，身体的细胞将变得更为活化，这点我将在后文阐述。

水的一个尤其重要的功能，就是可以使人的意识保持清醒。若水分不足，头脑就会变得迟钝；反之，**若水分充足，头脑就会从迟钝状态变回清醒状态。**无论对认知症患者还是健康者，这个道理都同样适用。例如，夏季中暑时，即便是年轻的健康者，倘若不能及时补充出汗等流失的水分，就会变得神志不清、身体不能动弹。这一点大家想必都知道。

中暑，说得直白点儿，其实就是"脱水引发的意识障碍"。

在高温环境下，体内水分减少引起细胞功能衰竭，造成意识障碍。而且，水分不足还会造成出汗等体温调节功能失效，导致机体热量蓄积。于是，人会陷入昏睡状态，严重时致死。

简单地说，这就是中暑的原理。

大家都知道，在人体的构成要素中，占比最大的就是"水分"。人体中水分所占的比重，幼儿为 70%，65 岁以下的成人为 60%，65 岁及以上为 50%，这也是医学上的常识。

那么，大约损失多少水分会导致身体出现异常呢？

当总水分量仅仅减少 1%~2% 左右时，人就会出现意识清醒程度下降、头脑变得反应迟钝、感觉焦躁和疲劳等症状。

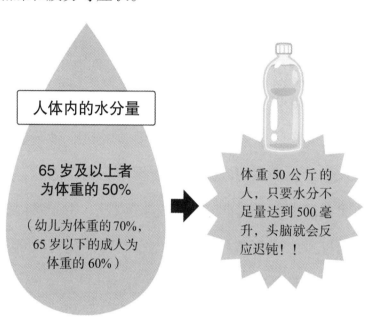

人体内的水分量

65 岁及以上者为体重的 50%

（幼儿为体重的 70%，65 岁以下的成人为体重的 60%）

体重 50 公斤的人，只要水分不足量达到 500 毫升，头脑就会反应迟钝！！

仅仅损失相当于一瓶饮料的水分，
身体就会出现异常！！

水分减少率	症状表现
1%~2%	疲劳感、焦躁、头脑反应迟钝、清醒程度降低
3%	血液循环不畅、易引起脑梗死等
5%	身体不听使唤
7%	出现幻觉、幻听、意识混浊
10%	致死

为了说得通俗易懂，不妨设定一个年龄 65 岁、体重 50 公斤的人做例子。这个人体重的 50% 即 25 公斤是水分，换算成容积，为 2.5 万毫升。通过计算可知，只要**损失其中的 1%~2%、即 250~500 毫升水分，就会引起意识障碍**。

也就是说，**只要损失相当于一瓶 500 毫升饮料的水分，人的意识状态就会变得不正常**。因此，在初期人很难察觉到自己的"脱水症状"。由于难以意识到自身出现身体异常，所以有时可能造成脱水症状加剧乃至死亡的情况出现。

为什么"晚上睡觉前要喝一杯水"

顺便提一下，仅仅因为缺少 750 毫升（相当于饮料瓶 1 瓶半的水分），即可导致血液循环低下。这样血液就会变得"黏稠"，从而可能引发脑梗死。尤其在夜里睡觉时，体内水分会不断散发出去，因此在天亮时分更容易发病。经常有人讲"要在睡前喝一杯水"，就是为了防止出现这种状况。

言归正传，我们也可以认为，认知症与中暑一样，也是一种因水分不足而引起身体异常的疾病。

体内水分不足导致意识出现问题，并引发问题行为及异常行为，这就是认知症产生的主要原因。

而且，越是老年人，体内可储存大量水分的肌肉越少，感觉也越迟钝，更难以感觉到口渴，再加上老年人由于身体机能下降（例如，肾功能下降导致代谢物的排泄需要大量水分，从而使得尿量增加等），因此很容易陷入水分不足的状态，引起意识障碍。

因为体内水分多在白天散发出去，所以多数时候是从傍晚开始水分变得不足。**假如有人说"我家老爷子一到夜里就变得不正常"，那么其原因肯定是缺水。**

显而易见，只要对不足的水分及时补充使其意识清醒，那么问题行为及异常行为就会消失。

65 岁以上的人都会出现脑萎缩

中暑是由于水分不足，这个道理大家很容易接受。然而，对认知症的主要原因是水分不足这个说法，却有不少人将信将疑，一时间难以接受。其原因是，"认知症是大脑系统的疾病"这种观念在民间流传广泛，而且根深蒂固。

一般认为，"脑萎缩""脑内的异常物质蓄积"会导致认知症，其逻辑即：由于可正常工作的大脑范围缩小了，故而人会出现不正常的状态和行为。

目前，医学上的认知症治疗也主要遵循以脑部为中心的观点。具体而言，就是研发和使用促进脑细胞正常化的药物。可是，这些药物的治疗是否卓有成效呢？对此我不得不表示怀疑。

事实上，我经常听到的是这类反馈意见：在服用认知症治疗药物后，患者反而变得更加易怒，意识水平急剧下降，终日恍惚发呆。

当然，脑部状态与认知症之间存在着一定关系，这是毋庸置疑的。但是归根结底，脑部状态也只不过是产生认知症的一个重要因素而已。

实际上，因为脑内异常物质蓄积而造成认知症这种说法，目前还仅仅是一种推测，也存在其他说法。

不妨举个例子，例如高血压，我们能简单地说这病就是"血管和血液的疾病"吗？实际上，它与缺乏运动、膳食结构不合理、精神压力等也有着必然联系。因此，治疗高血压，不仅要靠药物，还需要多运动、调整膳食结构等各种措施。

认知症也是如此，倘若把所有原因都归结在脑部，就会使人对认知症形成误判，而使患者及其家属不得不承受漫长的痛苦煎熬。

至今尚无论文主张脑是认知症的病因

我这么说是因为我还没有读到过对认知症患者与正常人进行缜密对比的研究论文。

如果要将认知症定义为仅仅是脑部的疾病，那么我们必须对"患认知症的脑萎缩者""患认知症的脑未萎缩者""正常人的脑萎缩者""正常人的脑未萎缩者"这四类人进行流行病学调查，在对所产生的认知症症状进行统计分类的基础上，发现只有"患认知症的脑萎缩者"存在着显著性差异。可是，我至今尚未见过此类比较研究论文。

现在，美国肯塔基大学有一项对脑部衰老进行多角度调查的流行病学研究。该研究始于1986年，名为"修女研究"，在修女们的协助下已经持续实施多年，是非常著名的大规模的人脑研究项目。

该研究里面的病例报告显示，有的修女尽管有脑萎缩、大量蛋白质异常沉积这类典型的阿尔茨海默型大脑，但她们一直到生前最后一刻仍能保持其智力，有条不紊地完成修道院的工作。

其中比较有名的例子是一名叫玛莉的修女，她活了101岁。类似情况的修女还有不少。

仅通过这则实例，我想大家就能够理解，将脑萎缩及蛋白质异常沉积作为认知症的唯一病因是极为武断的做法。

在高度惊恐的状态下去医院，被误诊为认知症的悲剧

截至目前，我已见过很多认知症患者和其家属，大多案例是家属把患者单纯的健忘想得过于严重，把患者带到医院去，随即被诊断为认知症。

我每次举办家属学习讲座时，都会发现一个现象：在已被诊断为认知症的人里面，总会掺杂着一些本来是单纯的健忘却被当作认知症的人，比例大概是十人中有两到三人。这些其实就是误诊。

起因大多是儿女们的一句话。由于对父母越来越健忘感到担心，他们建议父母："还是去专科医院

看一下吧。"

这么一来，患者本人也开始担心起来。因为他们经常听到认知症患者及潜在患者又增加了多少之类的话题，所以也怀疑自己："会不会也是认知症呢？"老伴儿也跟着担心起来："说不定就是认知症。"

这时候孩子提议说："还是去专科医院看一下吧，如果大夫说不是，咱们不也就放心了？而且我听人家说，即便真是，只要尽早接受治疗也不会有太大问题。"既然孩子都这么说了，患者便顺从地去医院看病，然后就被诊断为认知症了。

医院这种地方，谁去都紧张。毕竟大家都担心，要是被医生发现哪儿有毛病怎么办？更何况"要是被诊断为认知症的话……"，不紧张才怪呢！

当患者带着紧张和满脸僵硬的表情坐下后，医生一般先简单地询问一下"您感觉怎么样？"，然后开始进行认知症检查测试："今天是几月几日？"

因为突然被问到，加之原本就精神紧张身体僵硬，所以患者没能立刻回答上来。即便回答了也是错多对少。答错了就更是大脑一片空白，对医生接下来的提问也就愈加回答不上来了。

接着，医生一边问"这个是什么？"一边将没有关联的东西一个接一个地出示给患者。最后，医生把这些东西用一块布罩起来，然后说："请回忆并说出刚才您看到的东西。"**在这种情况下，即使是头脑健康的年轻人恐怕也回答不上来。**因为一般人不会想到医生会问自己"刚才都看见了什么？"，所以根本没想着去记这些东西。

脑萎缩是一种衰老现象

接下来要进行的是 CT 影像检查。

患者只要拍了 CT，可以说肯定会发现脑萎缩。脑萎缩是人体衰老的现象之一，跟头发变白、皱纹增加没有任何区别。人只要过了 65 岁，无论是谁，都会出现一定程度的脑萎缩。

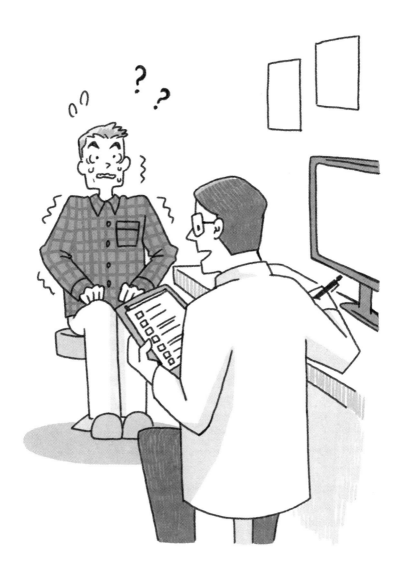

可是，医生会向你解释说"这儿和这儿有萎缩现象""这个海马体周围的间隙变大了"，并残酷地告诉你："你这多半是患上认知症了。"

然后，为了不让病情恶化，医生会给患者开一种叫"多奈哌齐"的处方药，九成以上的患者都会受到这种待遇。诊断时间最多不超过十分钟。

就这样，本来没患认知症的人，通过仅仅不到十分钟的诊断，就被判定为认知症了。再也没有比这更悲摧的事情了。

不过，这也并非庸医误人。**其实，认知症这种疾病，倘若不通过患者家属详细了解患者平时的日常表现，是不能妄下诊断的。**

从被诊断为认知症的那一刻开始，患者与家属及周围朋友的人际关系就会为之一变。即便是因单纯的衰老而引起的健忘，只要被贴上"认知症"的标签，周围投来的目光也会发生变化。

误诊"认知症"，真会把人逼成认知症！

非常不幸的是，**假如周围的人都用"这个人患了认知症"的目光去看待他，那么他还真的会患上认知症**。这是因为精神压力也是导致认知症的诱因。

一旦患者本人认为"自己确实如此"，就会远离之前所参加的社区及兴趣爱好的聚会活动而形成社会性孤立。人一旦变得孤立，其孤独感就会越来越深。

家人也会把他当作"认知症患者"来对待。由于需要别人看护，所以患者就成了家人的累赘和包袱。尽管这种说法有些残酷。

综合失调症[1]和抑郁症等也是如此，与周围环境的关系对精神疾病的影响很大。**人如果长时间被置于严酷的环境中，就会变得精神失常**，男女老少都不例外。

认知症也是如此。患者与家人及社会的关系发

1　旧称为精神分裂症。

生变化后，其心理就会变得失常，进而一步步地被逼入认知症的死角。

在家属学习讲座上，当我对家属们说"您父亲没患认知症""您太太没患认知症"后，家属们刚开始都不相信，可是一旦他们理解了，其态度就会瞬间出现 180 度的大转弯。

"我一直用那种眼光来看待妻子，她真是太可怜了。""我现在看我母亲的眼神都不一样了，看样儿我们又能恢复从前的母子关系了。"大家都如释重负地松了一口气。

不管对方是多么重要的亲人，日复一日的介护如果持续一两年，家里人都会不堪忍受。有些家属虽然出于血缘关系不得不照顾患者，但在内心仍觉得患者是个包袱，而且这种心态会越来越强烈。

任何疾病都是如此，尤其是认知症，它会给家庭关系蒙上阴影，使整个家庭陷入饱受疾病折磨困扰的状态。仅仅因为被诊断为认知症，就造成全家人崩溃，这样的例子屡见不鲜。因此，我一直强调：

"不要轻易做出认知症的诊断。"

　　原本没患认知症，仅仅因为被诊断为认知症，就造成了家庭关系及患者与周遭关系轰然崩塌。这实在是罪孽深重啊！

第一章

认知症要这样治疗

"健忘是认知症的开端"
——这种说法并不对

人们对认知症存在很大的误解。"哎呀，我不会也患上认知症了吧？"不少人在什么情况下好这么想呢？大概是感到自己"忘事儿"的频率陡增的时候吧。

突然记不得要干什么事；一时反应不过来今天是几月几号、星期几；怎么也想不起三天前自己做过什么。这类症状就是所谓的"健忘"。

随着在日常生活中健忘次数的不断增多，一些人会对自己的记忆力失去自信，或者开始怀疑自己是否患上了认知症。一旦产生这种怀疑的心态，不少人就会认为，自己注意力不集中了，思考问题脑子却不听使唤了，所有这些变化都是认知症的开端。

"认知症是这种健忘变得严重后的状态。所以，严重的健忘就是认知症的开端。"很多人对此深信不疑。

对认知症的误解，正是源自这种"健忘是认知症的开端"的想法，这样说并不过分。即便在医疗和介护一线，对认知症的理解和把握，也是以"认知症由记忆障碍引起"作为出发点的。在医院的认知症门诊处，经常挂有"健忘门诊"之类的牌子，这可以算作一个证据吧。看见这种牌子，人们会自然而然产生误解，认为"健忘严重了就会成为认知症"。

然而，**即使是正常人也会出现健忘，这跟年龄没有关系。哪怕是小学生，也有忘事儿的时候。**

人从记事开始一直到死亡为止，无论是谁都会有忘事儿的时候。从某种意义上来说，对人类而言健忘是再正常不过的现象。不能说因为其程度变严重了，就马上跟认知症挂钩。

"记忆力测试" 不能成为认知症的判定标准！

请各位读者回答以下的问题。

①今天是哪一年的几月几日？是星期几？

②请记住下列词语。

　　　　樱花　猫　电车

　　　　梅花　狗　汽车

③请记住下面的数字，然后不看书、从后往前倒着说出来。

　　　　6—8—2

　　　　3—5—2—9

④请问用 100 减去 7 是多少？接着再减去 7，然后又减去 7，结果是多少？

⑤请尽可能多地说出你所知道的蔬菜的名称。

⑥请把题目②中所记住的词语，不看书再说一遍。

怎么样？这些题目大家都能顺畅地回答吗？

今天各位能够阅读这本书，说明大家应该还没有患上认知症。即便这样，我估计也没有多少人能够顺畅地回答出所有问题。尤其是看到题目③、题目④、题目⑥，想必大家会犯怵："哎呀，那个是什么来着？"

实际上，这些测试题是在《改良长谷川式简易智能量表》的基础上做了微调的版本。该量表可以说是医院筛查认知症的标准。

我们可以看出，测试考察的全部是记忆力。虽然"从100减去7"也含有计算，但如果记不住每次减完后的余数"93""86"等数字，则无法进行下一步计算。因此，这道题也是记忆力测试题。

在正式测试时，还会再加上一些有一定难度的题目。例如，向患者出示钢笔、手表、钥匙等五件互不相干的东西后，把它们全部藏起来，然后让患者回答刚才都有哪些东西。

测试患者的健忘程度，若得分较低就诊断为认

知症。由此，认知症患者被源源不断地"制造"出来。
然而，误诊也很多。这就是目前认知症的实际情况。

　　将如此荒唐无聊的健忘测试用作认知症的判断
标准，在全世界也只有日本才这么做。对此我只能
表示遗憾。

"增龄性健忘"与"认知症"有何区别?

我们通常所说的健忘或忘事儿与认知症所引起的健忘,尽管都叫"健忘",但是其性质完全不同。

记不得刚才想干什么事了。

一时反应不过来今天是几月几号、星期几。

怎么也想不起三天前自己做过什么。

不能马上说出自己昨天吃过什么。

这些都不过是因增龄而带来的生理性健忘而已。

不能马上想起某个人的姓名;把很重要的事情

给忘了；钥匙放在什么地方想不起来了；在超市的收银台结账时，忘了钱包就攥在手里，惊呼："哎呀！我的钱包丢了。"这些都是因增龄而引起的生理性健忘。

我把二者的区别说得再直白一点吧。

假设全家人一起出游泡温泉。旅馆房间和饭菜都很棒，服务员招呼得很周到，温泉泡得也很舒服，全家所有人都非常满意。回家后，当大家在回忆和闲聊时，唯独老父亲一个人想不起来这些事情。

在这种场合下，"我吃了什么来着？""旅馆的名字叫什么来着？"倘若这些东西完全回忆不起来，那么这是单纯的增龄性健忘。

有增龄性健忘的人，本人能够意识到自己忘事儿了。而且，忘的是"事情整体中的一部分"。

用温泉旅馆的例子来说，"我吃了什么来着？"也只是忘记了所吃的菜肴，但全家人一起出游这件事并没有忘记。**而认知症的健忘，则是整件事情全部从记忆中缺失。**

如果老爷子患了认知症，他就会这么说：“我没去旅行！你们说的我不知道。”属于连去温泉旅行这件事都不记得了的忘记方式。

换言之，从性质上来讲，两者完全不同。

尽管如此，仍然有人认为“健忘是认知症的开端”，这可能是错以为认知症是“记忆障碍所致”。其背后的原因之一，就是把单纯的记忆力测试定位为认知症测试所产生的弊端。

走出"认知症 = 记忆障碍"的误区

在我的理论中，我没把认知症看作记忆障碍所致。理由很明确，因为**认知症这种病并非记忆障碍**。

在 1900 年前后的认知症研究中，认知症被称作"注意力障碍"。当时在注意力的测试方面进行着各种研究，有很多实证研究论文认为，由于认知症患者普遍注意力较为低下，因此"注意力低下是造成认知症的原因"。

后来，也不知始作俑者是谁，认知症是记忆障碍这种观点逐渐成为主流。

但是，"记忆障碍 = 认知症"这个理论存在很大问题。**有关记忆障碍是认知症的发病原因的实证研**

究，目前还一个都没有。

那么，认知症是什么呢？

答案恰如其名，就是"认知"的障碍。

那么，"认知"又是什么呢？

有关认知的专业领域被称为认知心理学。在认知心理学上，"认知"被定义如下："认知，即指一个人知道这里是哪里，自己为什么在这里，应该怎么办。"

即：对此处是何处的"**认识**"、对此处与自己的关系的"**理解**"，以及对自己应该怎么办的"**判断**"。由这三个要素构成的就是"认知"。

"认知"是所有行为的基础

我们从早上醒来一直到晚上入睡的这段时间，不管有意识还是无意识，总是在努力履行着各种各样的认知。

例如，早晨起床时，我们首先"认识"到这里是自己的家，并"理解"自己现在正在被窝里刚刚醒来，然后做出必须起床去刷牙的"判断"。

即便是不经意间做出的行为，也都有认知在发挥着作用。

到了某个地方不认识路了，置身于这种"情况不明"的场合时会怎样呢？

首先，得弄清这是什么地方、自己现在身在何处。为此就要查看道路标识寻找地名，寻找有地区编号的门牌，询问过路的行人，或者去找派出所。

怎样到达目的地也应该考虑。这时，少不了这样的判断：是步行前往好，还是拦一辆出租车好呢？步行的话，应该朝哪个方向走好呢？这些就是认知。

一般来讲，人的认知不工作的状态只有一个，那就是睡着的时候。

人睁眼醒来后，在进行着这个那个活动的期间，全部都是认知的连续。无论我们是动是静，是坐是站，是看电视还是干活，认知时时刻刻都在工作，通过对正确认知的不断重复，把世界与自己连接在一起。

认知症，就是指人不能正确认知了的状态。因此，我们说它是**"认知障碍"**，即认知出现了障碍。

即便早上醒来时不知道自己身在何处，如果是没患认知症的人，他只要稍加思索就能有这样的认知："哦，我昨天住酒店了。"即使迷路了，他也能够像刚才所说的那样去掌握情况并做出应对。

然而，如果是认知症患者，他就不能理解这里是哪里，自己为什么在这里，并因此处于不知所措的状态。

认知症患者外出后无法回家，在外面漫无目的地游走（即"徘徊"）也绝不是因为他"忘记了"自己的家，而是因为他不能进行正确的认知。

认识（此处是何处）、理解（此处与自己的关系）、判断（应该怎么办）这三个要素形成"认知"，如果以此为基点考虑问题，那么对徘徊、异食癖、随地小便、暴力行为等几乎所有由认知症引发的行为，我们就都能够理解了。

认知症是在认知方面产生了障碍，而不是什么记忆的障碍，这点我想大家已经明白了吧。

有"经历"却没有"体验"的一群人

尽管我们随时随地都在接收来自外界的数量庞大的信息，但并非对所有这些信息都有认知。

例如，常有这种情况，两个人一起走过同一条街，然而留下的印象却各不相同。自己觉得某家院子里种的花很漂亮，称赞："刚才咱们路过的那家种的花真好看啊！"对方却并没有注意到那些花："是吗？你说的花在哪里啊？"或者与之相反，对某个地方对方印象深刻而自己全然不记得："拉面馆？我们路过了吗？"

像这样，即便身处同样场景，而每个人的体验却各不相同的事情，可谓司空见惯。**通过知觉受到**

强烈的刺激，然后在人们心里沉淀为记忆的就是"体验"。

人的感觉的容量是有限的。因此，尽管我们认识并经历着眼之所见、耳之所闻、鼻之所嗅的一切事物，但还是有些体验没能保留下来。那些视而未见的事物，以及听过、嗅过却没有作为声音和气味形成"认知"的事物，都没有作为体验得以保留。至于什么能够形成体验，这一点自然因人而异。

从体验形成的机理来看，**认知症的健忘，即某件事情从记忆中整体缺失，其实是患者本人原本就对这件事情"未曾体验"**。也就是说，即便他当时在场，但并没有看到、听到和闻到。因此，相关事物没有成为体验保留下来。

把人家未曾体验的东西称之为"忘记"，可谓荒唐至极！认知症不是记忆障碍，其理由之一即在于此。

我们必须认识到：认知症也是由认知障碍带来的体验障碍。

"你是谁？""饭还没做好？"
——这些并非忘记了

在谈到认知症症状时，很多时候尽管不是记忆的障碍，人们却经常使用"忘记"这类说法。例如，忘记了自己的家，忘记了孩子的长相，忘记已吃过饭了，忘记了正在烧水，等等。着实把"忘记"这个词用得很随意。我认为，这也是人们对认知障碍的理解难以取得进步的原因。

一位女士几年来不辞辛劳地在家照顾母亲。但有一天，母亲望着她说："请问，您是谁啊？"这位女士听到后惊呆了，半天没有缓过神来。她不认识家里人了！

不记得自己的子女了！诸如这类的哀叹，我从认知症患者的家属那里听到得太多了。

知道眼前有人，但不知道这人是谁——这就是询问"你是谁啊？"的那些认知患者的真实世界。**他们之所以这样问，并不是因为忘记了对方，而是因为他们"不能正确认知对方与自己的关系"。**由此，为了确认对方身份或者因为不知道该如何应对，就问了句"你是谁啊"。

此外，有的认知症患者会拿走公共卫生间的手纸。这种行为产生的原因是他们不能正确认知物品与周围的关系，即：公共卫生间里的东西只能如厕时使用，这是大家的东西，不能拿到自己家。

因缺乏"时间"认知而搞错自己的年龄

有的认知症患者实际年龄已经80岁，但还坚称自己是60岁。这并非他们想让别人觉得自己年轻或是开玩笑故意少说，而是他们真的认为自己就是60岁。

这种现象源于对"时间"的认知障碍。我们是把时间作为"运动"认知的。时刻不过是证明时间运动的手段而已。像"已经两点了""会议从 10 点开始，现在快 12 点了，都快两个小时了"等，我们不过是为了确认时间的运动而在使用时刻这个手段。因此，对时间的认知就是"对时间运动的认知"。

明明已经 80 岁了却还认为自己是 60 岁，这从"对时间运动的认知"来讲，是因为时间在 60 岁时停止不动了。

明明吃过又问"饭还没做好？"
——这不是忘记而是时间停住了

认知症患者时常表现出这种时间认知的错乱。他们经常问"饭还没做好吗？"就是一个有代表性的例子。

明明刚吃过饭，他们就问："饭还没做好吗？"这不是他们忘记已经吃过饭了，而是因为在他们的认知中，时间在吃饭前就停住了。

设想一下这样的场面，假如你好几个小时头也不抬地在做一件事情，实在因为太投入了以至于不记得是否吃过饭了，这时候你会说什么呢？估计多半会说"哎呀，我吃过饭了？"。

日语是一种表达方式很严谨的语言。比如，"今天很热"与"今天也很热"，二者的意思是完全不同的。

在不记得是否已吃过饭的时候，日语里绝对不会说"饭还没做好吗？"

询问"饭还没做好吗？"其原因只有一个可能，那就是在患者的认知中，时间在吃饭之前就停住了，他脑子里还在想着"马上要吃饭了"。正因为自己一直这么惦记着，饭菜却迟迟不见端上来，所以他才会反复地催问："饭还没做好吗？"

在我接触过的病例里面，也有时间停止在饭后的人。在这种情况下，患者到了吃饭时间也迟迟不到食堂来。管理员叫他吃饭，他还会露出惊讶的表情，因为他认为自己已经吃过饭了。

那些有关认知症的书，都认为患者之所以询问

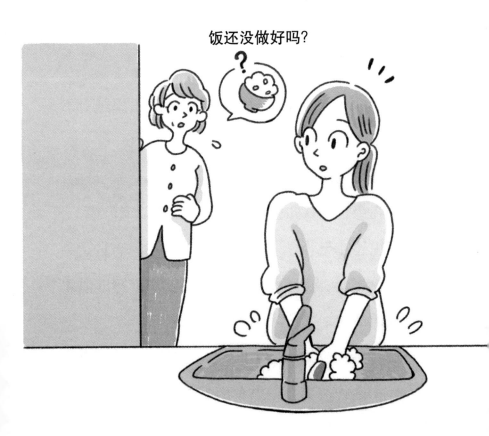

"饭还没做好吗",是因为他们"忘记自己已吃过饭了"。但是,从人的时间认知模式来讲,这是不可能的事情。这不能不说是一个严重的错误。

有人,有物,有时间在流逝,还有人为设置的场所——这些汇总在一起,就构成了"场景"。"认知障碍"是对构成"场景"的"人、物、时间流、场所"不能正确理解的状态。

产生了对人的认知障碍、对物的认知障碍、对时间的认知障碍以及对场所的认知障碍,自己不知如何是好。这才是认知症的本质。

有些人因为没有站在这个角度去理解认知症,所以把"你是谁啊""饭还没做好吗"和"忘记了长相""忘记已经吃过饭了"画等号。

从这些错误的解释出发,怎么可能找到对认知症真正有效的疗法呢?

竹内模式！认知症的六种类型

尽管都统称为认知症，但实际上里面有各种各样的类型。了解其具体类型，有助于对认知症的治疗，而且对介护管理及症状改善也很有效。

从认知角度去理解患者为什么会患上认知症，再通过基本的介护对其症状加以改善。与此同时，在理解认知症类型的基础上去进行介护和干预，对介护人员以及患者本人也是非常重要的事情。

认知症患者产生的各种问题行为及异常行为，毋庸置疑会给家属及护理人员带来极大负担。

曾经有一位七十多岁的女士对我说，她对五十年来相濡以沫的丈夫"恨得咬牙切齿"。据说她丈夫在两三年前患上了认知症。之后，她就一直一个人默默地照顾着他。丈夫有夜间谵妄，每天一到晚上就会在家里来回游走，并且尿失禁，弄得到处脏兮兮的。为了看管丈夫的这些行为，她夜里觉也睡不踏实，可是早上一看，丈夫不知何时又尿失禁了，于是赶紧打扫处理，每天周而复始。

没过多久，这位女士便开始琢磨："丈夫该不会是对自己不满，有意这么干的吧？"如此一想，不觉憎恨起丈夫来。

她哭诉说，尽管现在强忍着继续介护他，可是对他简直恨得咬牙切齿。

其实，在介护患者的事例中，抱有这种想法的人并不少见。辛苦疲惫到了极点，以至于感到憎恨。到了这种程度，家庭关系也会破裂。

因此，在发展到这种地步之前，预先掌握有关认知症的问题行为及异常行为的知识，知道症状起因有各种类型，应该说非常重要。

这里所说的"类型"，不同于历来常说的阿尔茨海默型、路易体型、匹克氏病等根据脑部状态进行的分类。这个分类是我根据症状的起因、通过研究很多病例总结出来的，一共有以下六类：

1.身体失调型——由身体失调引起，多伴有兴奋行为，如坐立不安来回游走、大声叫嚷等。

2.认知障碍型——这一类型尤其会出现强烈的认知力低下的症状，其特征是对场所、人和时间等不能理解。

3.环境不适型——对新环境、陌生场所及陌生人感到不适应，对这些有拒绝反应。

4.纠葛型——患上认知症后会感到不安和孤独，针对别人的提醒会大声叫嚷或狂躁发怒等。从某种意义讲，是在挑战自身所处的状态。也有异食癖或集物癖等症状。

5.游离型——整天恍惚发呆，对周围事物不感兴趣，表情和动作单调贫乏。

6.回归型——重返过去美好时代的一类。患者常回归自己过去的职业或孩提时代。

掌握这些症状类别，对治疗认知症也非常有帮助。

这里先让大家知道有这六个类型，在第三章里，我将具体介绍应该如何应对各种类别。

"认知力"下降，那就想办法提高

如果认知症不是记忆障碍，而是认知障碍，那么应该怎样治疗呢？

出现认知障碍的原因是认知力下降。这也意味着，只要把下降的认知力提升上去，就可以达到治疗认知症的目的。

那么，应该如何去提高认知力呢？

前面已经提到，对健康人来讲，认知不工作的唯一状态是人睡着的时候。人只有在醒着时才处于认知状态，这说明"意识"是认知不可或缺的要素。有意识，意识很清晰，或者说意识处于觉醒状态，只有在这样的状态下，我们才能进行认知。

也就是说，"意识"才是认知力的基础。

年轻明星的名字，记不住也无妨

再者，"注意力"也是认知的要素。

所谓注意力，是指将意识集中于某个事物的这种心理活动。

如果注意力涣散、不集中，或者注意力及精力集中的状态不能持续，那么对场景的认识能力就会下降。注意力不集中，在驾驶汽车时会看漏红灯就是一个典型的例子。

此外，注意功能不起作用后，就无法将注意力分散到多个事物上。比如，把锅放在灶台上后去干别的事情，然后把锅烧焦了，其原因就是注意力分散不当。

除"注意力"之外，"兴趣""关注"对认知来讲也是不可或缺的要素。人对自己不感兴趣、不关注的东西，是不会形成认知的。

我把兴趣及关注等心理活动称作"心理能量"。

心理能量越高，认知功能发挥越出色。

例如，非常喜欢绘画的人会注意到一幅画里面的色彩搭配、运笔、阴影处理等细微部分；而不感兴趣的人，则顶多平淡地说上一句："哦，这画的是风景嘛。"

很多人退休以后搞不清每天是几月几号、星期几，也是因为不用上班，所以对日期不再上心，心理能量降低了。因为不上班的人即使不知道今天几月几号、星期几，也没有任何不便。

有的老人说："我记不住现在年轻明星的长相和名字了……"其实，这也是因为他对那个年轻明星不太感兴趣而已。

由此可见，兴趣及关注等心理能量与"注意力"也密切相关。

"意识"是地基，在其上面立着"注意力"和"心理能量（兴趣和关注）"这两根支柱。覆盖在这个基本结构顶部的是"记忆"和"语言"两个要素。**也就是说，"记忆"只是认知力这所房子当中的一个构**

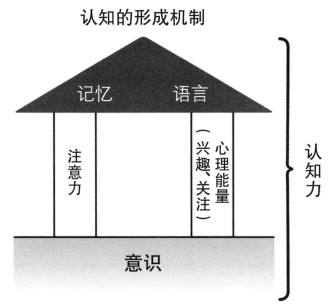

要提升认知力，首先要让"意识"清醒。
为此，需要补充水分。

成要素而已。

　　这里面的"语言"，是认知、表达及说明状况不可或缺的手段。

　　假如没有语言，无论是事物还是状况，它们是什么，我们都无法认知。我们之所以能认知苹果是"苹果"，就是因为存在"苹果"这个词语。

　　还有，对大家现在正在看书这个状况，假设让谁"在不使用语言的条件下来描述"，那也是不可能的吧。

只有有了语言，世界才清晰地展现在我们面前——这已经是语言学领域的常识。

人借助语言认知自己处于何种状况。对认知症，大家很容易把焦点集中在"记忆"上面，但在对事物及状况的认知方面，实际上发挥着更大作用的是"语言"。

认知力就是像这样以"意识"为地基，上面承载着"注意力""心理能量（兴趣和关注）""记忆""语言"四个要素所形成的一个整体。这些要素低于正常范围之下就是认知症，即认知障碍。这也就意味着，要治疗认知症，需要把认知力重新恢复到正常水平。

为此，**首要任务是要使作为地基的"意识"恢复活力。**

如果"意识"的觉醒水平下降了，则其他四个要素也会受牵连而下坠。反之，如果意识的觉醒水平恢复了，那么认知力整体就像乘坐直梯上升一样，自然会得到提升。

因此，只要利用水分把觉醒水平提高，大脑的状态就会从恍惚变得清晰，就能够认知周围情况了。

通过"意识"觉醒，可以使"注意力"及"心理能量"也得到提升，由此能够开启有效治疗之路。

提升意识水平只能靠水分

认知症的改善始于水分，且止于水分。这么说并不过分。那些水分补充做得扎实的介护机构，向我反馈了很多症状改善的病例：**"补充水分之后患者表情变得从容了，也能与人交谈了""腰板挺直了，走起路步子稳当了，也很少摔倒了""让患者喝水后，当天尿失禁就消失了"**，等等。

我在序言里也提到，构成人体绝大部分的要素是水分。目前，我们尚未探明为什么人体会这样构成。不过，我推测应该与生命的起源有关吧。生命起源于大海，大海里诞生的微小生命通过进化形成了包括人类在内的所有生物。生命起源于水。

因此，如果缺水，生物体就会陷入生命的危机。人体中只要丧失 10% 的水分，即仅仅一成，便会失去生命。

水分与体细胞活化密切相关

在日本，水是我们身边极为平常的东西，因此平时没人太关注它的重要性。只有在人很容易中暑的夏季，我们才会强烈意识到水分摄取的重要性吧。

实际上，水分在人体内发挥的作用至关重要。在现阶段已经探明的是，水分与细胞的活化有着密切关系。

关于水分在人体内的功能机理，目前尚未完全弄清楚。实际上，尚未科学探明的机制原理目前还有很多。例如"麻醉"。尽管现在医疗一线，人们已经对使用麻醉习以为常，可是麻醉为什么会让人失去意识，这个机制原理仍未弄清。

言归正传，尽管我们还未完全探明，但水分对体内细胞发挥着重大作用却是事实。

人体内水分的60%都在细胞里，这些水分对细胞内的各种机能提供支持。余下的40%水分作为血液及体液在体内循环，向细胞提供着氧气和营养素，对细胞活动所产生的代谢物等进行回收。

细胞由蛋白质和水分构成。食物的蛋白质在体内进行分解时，水分不可或缺。若体内水分量减少，则意味着所有这些功能都不能正常运转。脱水会降低脑细胞活力，导致觉醒水平降低，并且使得肌肉细胞丧失活动能力，从而降低身体活动水平。**很多认知症患者显得沉闷、不活跃，其实就是因为慢性缺水。**

容易引发夜间问题行为的原因也是水分量减少

另外，脱水症状一般在傍晚到夜里这段时间达到顶峰。

早晨刚起床时，全身肌肉还处于松弛状态，因此水分的平衡不会马上被打破。但是到了白天，内脏器官变得活跃，加上进行身体活动，由此水分不断被消耗。这时候若不及时补充足量的水分，到傍晚时水分平衡就会偏向负数。

夜间谵妄等越到夜里越兴奋的问题行为，其产生原因就在于此。即：因为体内水分减少过多，"意识"变得不正常了。

理解了其相互关系，我们就会恍然大悟：原来患者那些给身边的人带来困扰的行为，也是"因为身体发生脱水才引起的"。**实际上，当患者出现夜间谵妄时，很多时候只要给他们补充充足的水分，大概一至两天症状即可消除。**

不仅是狂躁、徘徊等紧张度较高的问题行为，连整天发呆毫无反应、表情恍惚、走路打晃等紧张度较低的症状也会得到改变。因为无论是紧张度较高的问题行为，还是紧张度较低的症状，其根本原因相同，即都是由摄水不足引起的意识障碍。

因此，首先要唤醒支撑认知力的"意识"。水的重要性可想而知。

医疗一线常说：便秘是认知症防治的大敌

近些年，有关"心情、感情"与"认知"关联性的研究逐渐盛行。这些研究认为，**心情的好坏对"认知"有着非常大的影响**。也就是说，"心情"与"认知力"是有关系的。因此，心情好有助于"认知症"症状的消除。

不过，"心情"这个东西很难把握。虽然我们有心情好、心情不好的感觉，但是为什么心情好就感觉世界充满阳光？反之，为什么心情不好就心灰意冷？对其机理，我们目前却很难解释，这也是事实。

话虽如此，但人在心情沮丧时思维能力和认

知力都会下降，身体的活动量也会降低；反之，心情舒畅时则觉得世界一片光明，细微之处也能启动认知，这点确定无疑。

排便与心情有密切关系

一般来讲，大便通畅说明大肠的功能和状态很好。

我想大家都知道，在体内器官中，肠道发挥着极其重要的作用。**"人的免疫功能有 70% 来自肠道""提升肠道细菌的功能非常重要"**等，随着人们逐渐认识到肠道所发挥的作用，肠道作为保持健康的关键脏器备受关注。

肠道里，能够产生一种使人心情平静下来的脑内物质"血清素"，这一点已经在大肠学里得到证实。

如果排泄正常，肠道状态保持良好，那么认知症的症状就会消失。据分析，这与血清素制造能力的提升也有关系。

身体感觉也与心情密切相关。人在因便秘、腹部不舒服时，心情也会感觉很压抑，甚至有时即使忘记了便秘这件事，即没有便秘的自觉症状，也很容易心情郁闷。经常为便秘烦恼的人对此应该深有感触吧。

实际上，**在介护领域早有定论，"便秘是认知症的大敌"。**

认知症患者从早上开始就进入令人难以控制的兴奋状态，或者狂躁发怒，很多时候是由便秘引起的。便秘持续较长时间后，终于到了排便的日子，肠道的蠕动变得活跃起来。然而，**由于排便不畅，导致自律神经处于兴奋状态，焦躁感加剧。这就成为认知症的发病原因。**

通过基本介护使身体状态得到调整后，便秘就能消除。只要排便通畅了，因焦躁而产生的剧烈的认知症症状就会随之消失。另外，肠道通畅了心情也会变得爽快，意识的觉醒水平也会得到进一步提升。

认知症患者还容易陷入下面这种恶性循环：由

于日常的活动量降低，使肠道的活动受到影响；排泄功能下降，排便不畅又导致认知功能越发不正常，出现症状恶化。

所以说，**让患者的排泄恢复正常，也是非常重要的介护**。

走路少，认知症发病率会升高 1.8 倍！

调查研究认知症与运动关系的论文有很多，一个大纸箱也装不下。如今，"没有运动习惯的人更容易患认知症"已经成为共识。

运动与"认知"有着很深的关系。

认知人的状况，需要做出"改变身体朝向""改变头部朝向"等主动性动作。

也就是说，若是不转动身体就无法知道身体周围的情况，从而也会影响到认知。

有些人的认知症病情会发展到长期卧床不起的程度，其中一个原因就是在患认知症之前就"不爱活动身体"。

因此，**通过运动使身体得到活动，对预防认知力下降也非常重要**。

使用腿脚进行活动，让用于活动身体的肌肉维持在可使用状态，对认知症的改善及预防是必不可缺的。

美国学者罗伯特·阿博特（Robert Abbott）曾经做过一项著名的研究。他历时二十年，以2257名71岁至93岁、身体能够运动的男性为对象，对其每天的平均步行距离和五年后的认知症发病率进行了跟踪调查。

在跟踪调查期间，先后共有158人患了认知症。通过与步行距离做比较后，得到如下结果：**每天平均步行距离最短、即不到0.4公里的人，与每天步行3.2公里以上的人相比，发病率升高约1.8倍**。

该研究的对象不是运动式步行，而是日常生活中走路的距离。结果告诉我们，哪怕只是多走走路，对于改善认知症也是有效果的。

除此之外，对"具有运动习惯的人更不容易患认知症"进行调查研究的论文也不乏其数。

认知症的基本介护：
喝水、排便、膳食、运动

要使认知力恢复正常，必须全面做好包括水分补充在内的以下四点：

①水分补充

②排泄（排便）

③营养补充（膳食）

④活动肌肉

无论男女老少，这几点都是要保持健康必须遵守的基本原则。对于治疗认知症，这个基本原则也非常重要。

一听说"喝水、排便、膳食、运动"，也许大家会认为稀松平常，但是倘若问起这四项基本要素是否平常都坚持做到位了，又有几个人能举手说是呢？

可见"喝水、排便、膳食、运动"这几点看似简单的健康基本要求，大多数人却没有做到，老年人在这些方面做得尤其不到位。

"喝水、排便、膳食、运动"四者之间的密切关系

"喝水、排便、膳食、运动"四者之间相互关联。

首先最重要的是，若水分不足，则会食欲不振，排便也得不到促进。

营养对"认知"活动来讲也是很重要的因素，这应该很好理解。有些机构认为**营养不足是引发长期卧床及认知症的重要因素**，为此作为一项介护预防措施，还经常专门举办"营养改善讲座"。

"认知"是伴随着身体动作的一种主动性劳动。例如，我们如果不向后转就无法知道（即认知）身体后方的情况，而认知所必需的身体动作的能量来

认知升降机依靠四个要素实现升降

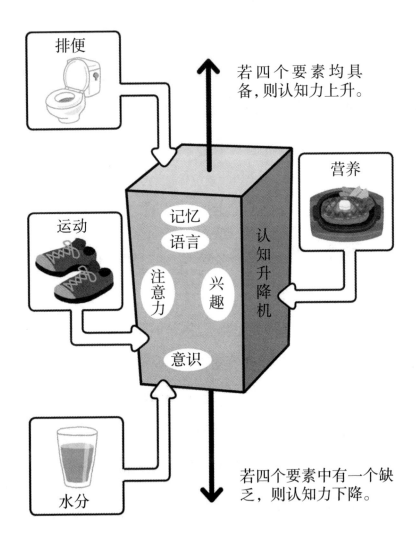

排便

若四个要素均具备,则认知力上升。

营养

运动

记忆
语言
注意力 兴趣
意识

认知升降机

水分

若四个要素中有一个缺乏,则认知力下降。

源就是营养。

水、营养再加上排泄，如果这些方面做得不到位就没有力气，运动的力气和体力也都会丧失。

若运动量不足，则会导致缺乏食欲，肠道运动也会减少，从而造成便秘。

总之，这四个要素只要其中有一个不到位，就会对身体状况造成影响。

促使四者充分循环运转的开关就是水分。不过请大家记住，**在开关打开之后，基本介护的支持是不可缺少的。**

至此，进行认知活动所必需的四个要素——"喝水、排便、膳食（营养）、运动"就齐备了。

若其中任何一个要素处于持续不足的状态，"认知"这部电梯就会下降，从而产生认知障碍。反之，如果对这些要素给予补充，则电梯会重新上升，认知力恢复至正常水平，症状将随之消失或者减轻。

以上就是对名为"竹内理论"的认知症治疗原理的简单介绍。

第二章

为了改善和有效治疗，
我们首先应该做什么

每天喝水 1500 毫升

既然将水分补充作为改善认知症的重要措施，我提倡"每天摄取水分 1500 毫升"。

大家可能会认为："太多了吧？我可喝不了！"不过，这 1500 毫升不必都是白开水，也可以是茶水或果汁之类。另外，也不是说要一口气喝掉 1500 毫升，而是一天分几次饮用。

如果真的一下子摄入 1500 毫升的水量，反而会造成水中毒（低钠血症），引发危险。

还有，如果喝的都是凉水，则可能会造成胃疼，这点也要引起注意。

有人对我说："我从年轻时开始就不怎么喝水，

一向也没什么问题啊。"其实那是因为年轻时我们的肌肉里储存着充足的水分。随着年纪增长，肌肉出现萎缩或转变成脂肪，体内的水分就会变得不足。

体内水分经三个路径排出

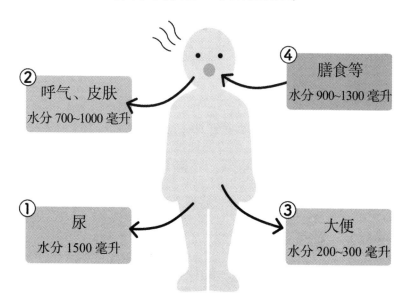

对不足的1500毫升水分（①＋②＋③－④）进行补充极为重要！

500毫升这个数字是有根据的。

人体内的水分，主要通过"尿""呼吸及皮肤""大便"这三个途径排出体外。

尿很容易理解。体内代谢物通过血液被回收，经过肾脏过滤后变成尿排出体外。成人的尿量是每天 1500 毫升左右。

人随时都在通过呼吸及皮肤蒸发水分，其作用是为了将体热保持在一定程度。身体的细胞在进行活动时会产生热量。若不将这个热量及时散发出去，则热量会在体内聚集，然后因体热上升而对细胞造成危害。

为了避免这种情况发生，就需要通过呼气及皮肤将水分不断地蒸发掉，不断调整以使体温不至于上升。这个功能被称为"无感蒸发"。人每天通过"无感蒸发"损失的水分约为 700~1000 毫升。

第三是排便。把肠道内的代谢物顺畅地排出体外，以及将代谢物聚集成形等，都需要使用水分，大便里面含有大约 200~300 毫升的水分。只要每天正常排便，这部分水分就会从体内消失。

消耗的水分比起补充的水分多出 1500 毫升！

通过这三个途径排出体外的水分，合计起来多达 2400~2800 毫升。

另一方面，作为对损失水分的补充手段，我们首先从食物中摄取水分。大米、肉类、鱼类等食物都含有水分，从熬汤、菜汤、酱汤等里面也可以摄取水分。成人每天通过摄取的所有食物可以补充的水分大约为 700~1000 毫升。

此外，细胞在将来自食物的营养素转换成能量时，会产生水和碳酸气。此处产生的水分为 200~300 毫升。通过食物和细胞的生成得到补充的水分合计为 900~1300 毫升。

这样算下来，**排出体外的水分比补充的要多 1500 毫升。**

这个不足的部分，就需要通过喝水来补充。让大家"每天摄取 1500 毫升"水分，其道理即在于此。

需要提醒一下的是，这里所说的 1500 毫升是一个参考数值。在夏季等容易因中暑而出现脱水症状的时期，把摄水量增加到 2000 毫升左右更为合适。

另外，对患有心力衰竭及肾功能衰竭等疾病需要限制水分摄入量的患者，以及其他慢性病患者，为避免症状恶化，请务必与主治医生确认如何摄取水分。

巧用饮料瓶，每天轻松补充 1500 毫升水分

倘若平时没有喝水的习惯，刚开始每天要摄取 1500 毫升也并非易事。即便是健康者，突然让他每天喝这么多的水，也有些强人所难。

尤其有不少老年人，以"不愿意频繁去厕所""总感觉不到口渴"为由，在他们身体健康、尚未患认知症的时候，就几乎不怎么摄取水分。

这些平时就没有喝水习惯的人，一旦患上认知症，水分摄取量就越发减少，由此导致认知力也越发低下。

怎样摄取 1500 毫升的水分比较好呢？我经常推荐的是活用 500 毫升的饮料瓶。

1500 毫升，即相当于容量 500 毫升的瓶装饮料三瓶。早晨起床后，茶水也好，白水也好，什么都行，灌满三瓶放入冰箱冷藏保存。然后慢慢地喝，到晚上睡觉之前全部喝完。或者，也可以测量一下平常所用水杯的容量，换算一下相当于多少杯。普通的水杯一杯为 200 毫升左右，所以只要记着每天喝 7~8 杯就可以了。

刚开始也许会觉得比较多，但过不了多久就习惯了，所以不用担心。

摄取 1500 毫升水分的推荐方法

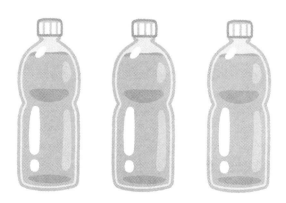

早晨，用三个容量为 500 毫升的饮料瓶灌满水或饮料，然后一天内把它一点一点地喝完。

或者

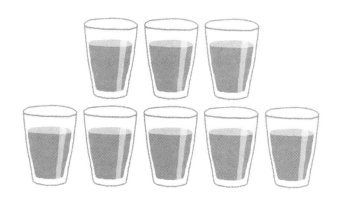

用马克杯或玻璃杯喝 7~8 杯。

只要是"喝的"，含咖啡因也没事！

关于摄取的水分，刚才也说过，不是白开水也可以。也有人像煞有介事地说"补充水分必须是白开水"，纯属无稽之谈。即使不是白开水，只要是含有 H_2O（水的分子式）的喝的东西，就能在体内作为水分使用。

基本上来讲，只要是喝的东西，什么都可以。

日本茶、焙茶、红茶等茶类饮品，咖啡、牛奶、果汁、运动饮料、汽水、可尔必思（Calpis）[1]、乳酸菌饮料、没有放入配菜的清汤等，这些都可以。

饮用自己喜欢的各种饮料，这样就能够轻松地

1　Calpis，日本的一款乳酸菌饮料。

摄取大量水分了。

经常有人问我：“咖啡和茶水里含有咖啡因，有利尿作用，所以是不是不能喝啊？”这些东西的利尿作用微乎其微，因此不必在意。

与之相反，请不要摄取啤酒等酒精类饮料。它们具有很强的利尿作用，会促使排尿量增加，夺走体内的水分。因此，在饮酒之后，倒是应该稍微增加水分的摄取量。

酱汤、法式浓汤、意式菜丝汤等里面放有配菜的汤类也不能算在水分里。因为在这些汤里配菜所占的比重更大，可摄取的水分很少。并且，这部分水分通常换算为从食物摄取的水分，因此不能包括在 1500 毫升里面。

原则上，比起“喝”更接近于“吃”的东西还是把它归入“膳食”类吧。从这个意义来讲，水果也不能算在水分里面。

若患者不愿喝水，可采用"行为传染法"

如果咕咚咕咚地喝水容易呛着，造成误咽，那么利用果冻或琼脂也是一个办法。

可以在市面上购买成品，也可以使用明胶或者琼脂粉自己手工制作。喝果冻型运动饮料也可以。

果冻也好，琼脂也好，都不过是把水分凝固起来了而已，其成分仍然是水分。用舌头捣碎后滋溜一下吞下去，一到胃里就会释放出水分来。而且里面含有食物纤维，也有利于消除便秘。

认知症患者不愿喝时也不要强求

认知症患者尤其容易出现这种情况：让他摄取

水分，他压根儿不会痛痛快快地喝下去。有不少患者会嚷嚷"不要""我不喝""我不愿意"，顽固地拒绝喝水。

遇到这种情况，不要强迫患者喝水。虽然家属想让患者多喝水的心情可以理解，但是切忌强迫行事。

这时候，我们可以想一些办法。

首先，**因为不是白开水也可以，所以可以准备一些可口的茶水、咖啡等各种饮料**。

再者，可以尝试选择合适的时机让患者喝水。在身体需要水分的时候，比如早晨刚起床时、身体刚做完轻微运动、洗完澡之后等，这些时候即使患者感觉不到口渴，但倘若眼前有喝的，他也会很自然地端起来喝。

上完厕所后喝水，到了饭桌上喝水，做好睡前准备后喝水等，让患者养成完成一件事后就喝水的习惯也是一个办法。

在床头也放一杯水。这样水在身边随手可及，即使在患者夜里起来折腾时，也可以马上补充水分。

还可以有意识地尝试让患者和家人一起喝水。

认知症患者经常处于不安与孤独的状态，因而需要多为他们创造与家人一起一边聊天一边喝水的环境。有人陪着，他们会觉得心里踏实，更愿意喝水。人有一种被称为"行为传染"的习性，即看见别人的行为后，自己也会做出同样的行为。

即使非常顽固的人，与大家在一起时，他也会喝的。

只要我们讲求方法让患者增加摄水量，那么两三个月后情况就会发生变化。患者意识变得清晰后，他自己就会领悟摄取水分有助于身体状态转好。到了这一步，患者就应该能够自己主动喝水了。

尝试做一周的记录

每天摄取了多少水分，我们可以把它记录下来。这样，每天的摄取量一目了然，是否需要增加也更容易判断。

在记录表里面，不仅是水分摄取，膳食、零食点心、排便、运动等相关情况也可一并记入。不过，如果觉得全部记入太麻烦，可以先只做水分的记录。

在本书最后附有两页放大的表格。水分量只需记入大概数量即可，请先记录一周试试。这样就可以掌握每天摄取的具体数量。

等习惯了做记录之后，也可以把认知症症状的变化情况等一并记入。这样，假如症状变化不大，我们就能很容易地做出调整，比如及时增加水分量等。

记录要领

* 记录摄取水分的时间和摄取量，水分量以 cc（毫升）为单位记录。

* 在"其他状况"栏里请填入各自的代表符号：食物 = ○、零食点心类 = △、排便 = □、散步 =S、步行 =B、外出 =W，等等。

* 在日托介护服务机构摄取的水分请加（），如果不是则不必填写。

日常状况表

注：请连续填写一周

时间	填写例 水分	填写例 其他状况	/（） 水分	/（） 其他状况	/（） 水分	/（） 其他状况	/（） 水分	/（） 其他状况
6:00								
7:00								
8:00	200	○						
9:00		□						
10:00	(150)							
11:00								
12:00	(250)	○						
13:00								
14:00		B（15分钟）						
15:00	150	△						
16:00								
17:00		S（20分钟）						
18:00	200	○						
19:00								
20:00								

续表

21:00	100							
22:00								
小计	1100							
备注	日间介护、去医院看病、外出等							

时间	/（ ）		/（ ）		/（ ）		/（ ）	
	水分	其他状况	水分	其他状况	水分	其他状况	水分	其他状况
6:00								
7:00								
8:00								
9:00								
10:00								
11:00								
12:00								
13:00								
14:00								
15:00								
16:00								
17:00								
18:00								
19:00								
20:00								
21:00								
22:00								
小计								
备注								

※ 请使用书末所附扩印表格。

水分摄取越多，尿失禁消失越快

每次只要我说要多摄取水分，就必定会有人反问我："水喝多了，尿失禁难道不会增多吗？"

实际上，就是因为存在这个误解，所以不让认知症患者喝水、控制他们的水分摄取量这类错误的介护至今依然盛行。

喝水会导致失禁增加这种错误的观念，已经到了应该摒弃的时候了。至此我们应该醒悟到，尿失禁正是因为不喝水造成意识觉醒水平下降、大脑指令出现障碍而引起的。

"失禁增多后，收拾和处理太麻烦了。"——介护人员这种只图自己方便的心理，正是他们很多时候不让患者喝水的原因所在。

站在介护人员的角度来看，对认知症患者的介护，从身心两方面来讲都是极为辛苦的事情。每天无论白天黑夜都要处理脏物，由此内心感到厌烦也情有可原。

然而，**正是因为介护很辛苦，所以才要让患者喝水**。

尿失禁是因意识不清而引起的

尿失禁是因尿道周围括约肌的控制功能出现障碍而引起的。

一般情况下，即使我们在膀胱里把尿积攒到一定程度，感觉到了尿意，但直到上厕所之前，我们不会将尿排出。这是因为膀胱里被称为括约肌的肌肉关闭了，所以尿不会流出来。

在不能排尿的地方能够忍住不排，到了可以排的地方再排出。大脑根据情况发出"不能排"或"可以排"的指令。不过，若水分不足导致意识觉醒水平低下，那么大脑就无法正确发出指令。由此，括约肌的功能就会出现障碍，尿就会漏出来。

因为患者对尿意的感觉变得麻木，所以即便膀胱里存满了尿也并不知道，便不能关闭括约肌，从而引起尿失禁。

如果意识水平下降，不能认知自己所处的场所，就无法判断这里是厕所还是其他什么地方。反之，如果水分摄取充足，患者则意识清晰，能感觉到尿意，括约肌的控制功能能够发挥作用，就可以在到达厕所之前一直忍住不排。

也就是说，**如果不让患者大量饮水，提高其意识觉醒水平，尿失禁就不能消除。换言之，通过让患者大量饮水使其意识觉醒，反而能够减少尿失禁。**

多喝水睡得更熟

也许很多人会认为水分摄取多了，夜里会想上厕所，造成睡眠不足。然而恰恰相反，如果白天摄取了充足的水分，夜里反而睡眠质量会更好。

尽管其科学原理尚未完全弄清，但是有很多人都反馈说："现在夜里能睡得好了！"这也适用于没患认知症的健康者。介护人员自己可以先试试。

我估计，这是**觉醒水平提高使白天的活动性也得到了提高**的结果。白天的活动量增加后，相应地夜里就睡得熟了。同时，由于水分促进身体细胞活化，也许增加了睡眠荷尔蒙的分泌量。

实际上，在那些实施饮水介护的机构里，被介护人员的熟睡度都有所提升，夜间的呼叫按铃几乎不响。偶尔即使按铃响了，也是想上厕所之类的常规求助。

与之相反，在未实施饮水介护的机构里，因出现夜间谵妄等不睡觉的患者很多，呼叫按铃此起彼伏，响个不停。

产生如此明显差异的原因，就在于其水分摄取是否充足到位。

若水分不足，夜间产生的尿量会增多！

如果睡得很熟感觉不到尿意，夜间的尿失禁及尿频是否会增加呢？这种担心也是没有必要的。至于因担心夜间尿量增多而控制白天的水分摄取，这类做法会带来相反的效果。

只要白天饮水充足，保持意识觉醒，并且增加活动量，白天产生的尿量就会增加，而带到夜间的部分就会相应减少。

活动量上升之后，身体活动增加，体内血液循环就会得到促进。血液循环提高后，流入肾脏的血液增多，尿量也会相应增多，从而使得排尿次数增加。这样，在白天及睡觉前把尿全部排出后，夜间的尿量就会减少，因此夜间的尿失禁及尿频反而会消失。

另外，在夜里睡觉期间，抗利尿激素能够减少尿量，但这个激素的分泌能力随着年龄增大逐渐衰退。这个因素也会造成夜间尿频。不过，充足的饮水可能有助于这种激素的分泌。

相反，如果白天水分不足，则人处于恍惚状态，活动量也随之下降，体内血液循环得不到促进。因血液循环不畅，白天排尿量减少而未能排出的水分就被带到夜间。等上床就寝后，身体呈平放状态，受地球重力的影响就会减小。由此，血液开始在体内自由循环，白天留下来的大量水分被送至肾脏，在夜间形成的尿量就会增多。

增加水分也不会造成起夜

另外，夜间因想去厕所而醒来，这不一定是因为感觉到了尿意。实际上，也存在因为醒了所以才想去上厕所的情况。

人的膀胱可以贮存 300~500 毫升的尿量。如果睡得很熟，即使积攒了相当多的量也不会醒的。可是，假如睡眠浅，很容易醒，哪怕只有 100 毫升也会想去厕所。

不管是 500 毫升还是 100 毫升，尿量贮存所带来的刺激是没有区别的。如果睡得熟，即使有尿贮存也不会察觉，能够继续睡眠；但如果睡眠较浅，很快就醒，就会感觉到贮存着尿的刺激。

所以说，因担心起夜而控制白天水分摄取，只会离熟睡越来越远，而且尿频及夜间尿失禁反而增多。

"万人喝水运动"——富山市的认知症预防措施

从 2009 年开始，富山县富山市[1] 开展了一项"大家共同参与喝水运动"，该运动以预防老年人认知症为目的，要求参加者每天喝水 1500 毫升。目前，参加者已超过一万人，每人每日的平均水分摄取量达到 1300 毫升左右。

很多人反映说参加这个喝水运动后，"睡眠质量提高了""身体状况变好了""精神状态非常好"。在一次讲座上，当我询问与会者夜间起夜的次数时，在座的 800 人当中仅有两人回答说"喝水造成夜间排尿增多了"。

由此可见，水分摄取会造成起夜次数增加这种

---

1 富山县：日本的 47 个都道府县之一，位于本州岛靠日本海一侧中部，东临新潟县和长野县，南与歧阜县、西与石川县相邻；面积约 4 300 平方公里，人口约 104 万。富山市为富山县厅所在地。

担心完全没有必要。另外，哪怕起夜次数有所增加，大家也希望避免出现认知症症状吧。

其实，排尿本身是为了排出体内的代谢物，因此，只要想想"这可是在往外不断地倒垃圾哟"，上厕所的次数即使增加一些也无所谓吧。

喝水再加上运动，就能加深夜里的熟睡度，而良好的睡眠对认知症的改善及预防都很有效果。因此，为了获得好的睡眠，也必须好好喝水。

咀嚼进食，摄取 1500 卡路里

我在东京都内一家专业的认知症日间介护中心做营养调查时，曾经发现有的患者每天所摄取的热量只有 600 卡路里。这种程度会造成营养不良，使认知力难以得到恢复。即使是高龄认知症患者，也应该达到每天合计 1500 卡路里这个标准。

患认知症的人，本来就容易营养不良。

为什么这么说呢？

首先，意识恍惚会造成日常的活动量降低，身体不活动会造成食欲低下，这是其一。另外，由于感觉功能低下，食物吃在嘴里也尝不出味道，对食物的兴趣和关注度下降，造成吃饭不主动的例子也

为数不少，这是其二。

由于进食速度慢，所以还没等吃完，介护人员就会问"您不吃了吧？"，说着就把碗筷撤下去了，这样的情况也很常见。即使介护人员问患者："吃好了吗？"患者一般也是反应迟钝，或者态度模糊地点点头，结果造成食物尚未摄取充分就撤下桌了，这类情形也是屡见不鲜。

有意识地增加咀嚼和食用瘦肉

如果来自食物的营养摄取不够充足，就会缺乏活动能量和体力，也就无法进行运动，而运动是提升认知力所不可或缺的。肌肉长期得不到活动，会造成能够使用的肌肉减少，关节退化，由废用综合征发展成为长期卧床的风险加大。

若经口摄入量较少，则肠胃得不到刺激，排出量也会减少。由此容易引起便秘等症状。

因此，膳食改善也是非常重要的认知症防治措施。

烹调方法也很重要。

有些人常把食物做成容易下咽的糊状，或者像粥那样软乎的东西，结果患者就不用咀嚼了。最近因食物呛到支气管的噎食事故越来越多，其中一个原因就是这种不用咀嚼的进食方式。再有，这种不用咀嚼的进食方式也阻断了由咀嚼引起的刺激，由此患者口腔的功能就越来越退化，以至于造成无法进食的状态。

废用综合征在颌部及口腔的肌肉也会出现，因此，我们应该尽可能地在患者的膳食里加入有嚼劲的食材。

一日三餐，我们需要通过富含蛋白质、脂质、维生素及矿物质等的营养均衡的膳食，摄取1500卡路里热量。

食用需要咀嚼的食物。

只要注意这两点，就可以防止营养不良。

在蛋白质这方面，越是上岁数的老年人，越需要有意识地摄取瘦肉等动物性蛋白质。

服用泻药时也应大量喝水

另一个与脱水相并列的老龄认知症患者的常见症状，就是排便异常。

人上了岁数之后，内脏功能会下降。制造大便的肠道也不例外。因此，很容易造成便秘。

在认知症患者里面，有的每周排便一到两次，严重者每月仅数次。

如第一章所述，很多时候因便秘引起的身体不适感会扰乱人的心情而使认知症症状加剧。因此，形成有规律的排便周期也很重要。

不过我是反对随便使用泻药的，因为泻药用多了容易诱发"直肠性便秘"。

泻药起作用后，肠道内的东西会下落到直肠。但因为下落的量很少，因此直肠就感觉不到成形的大便，而使排泄得不到促进。使用泻药之后，反而可能造成易引起便秘的状态。因此，请不要滥用泻药，多在调整生活习惯方面下功夫。

即使有时候因便秘持续时间长而不得不使用泻药，也请与大量的水一起服用。泻药的作用是让大便吸收周围的水分，在水分不足的情况下是没法发挥效果的。

同样，其他的处方药也有可能因药物的作用而夺走体内的水分。因此，无论是泻药还是其他药物，我们都需要有意识地让患者在服药的同时多喝水。

不依赖药物的便秘消除法

消除便秘的特效药不是泻药，而是"水分"和"运动"。只要运动并足量喝水，就可以有效治疗九成以上的便秘。

要想消除便秘，请首先尝试一下每天早晨起床

后喝一杯凉白开。冷水使肠胃受到刺激，会引起一种叫"胃结肠反射"的现象，从而使得肠道运动增加。另外，大量喝水后，大便也会变软而易于排泄。

在喝水后再摄取食物，这样用餐后也更容易有便意。在这种情况下去厕所，也更容易形成有规律的排便周期。

坐着或站着活动身体，或者稍微散散步，这类轻松的运动也会刺激肠道。注意喝水和运动，排便就会得到促进，大便自然会得到改善。

除此之外，**大量摄取食物纤维也有助于消除便秘。**

另一方面，与便秘相反，在出现软便时就需要让大便变硬。

也许大家会感到意外，缺乏运动也是出现软便的一个原因。因此，在摄取含食物纤维较多的食物的同时，多活动身体使肠道处于容易吸收水分的状态很重要。

软便容易造成大便失禁，因而很多人经常会让患者使用纸尿裤，但此时首先应该通过运动来消除软便状态。

请大家记住，**无论便秘还是软便，都可以通过喝水和运动来解决**。

"走路"就是很好的运动

在认知症的改善过程中，运动是必不可少的。

在四项基本介护当中，"水分补充"和"运动"是希望大家务必优先实践的两大法宝（但也不要勉强）。

我在特别养护老年之家倡导脱掉纸尿裤运动并获得成功，也是因为首先把让"穿着纸尿裤卧床不起的那些人从床上爬起来，走着去上厕所"作为了努力的目标。

如果身体总不活动，就会忘记肌肉的使用方法。这与年龄无关，任何人都如此。哪怕是二十多岁的年轻人，倘若住院卧床一段时间，也会变得连站起来都感到困难。

一段时间待着不动，身体就会变得不听使唤，这不仅仅是因为肌力下降了。主要原因是长时间没有使用肌肉，所以掌管肌肉运动的大脑回路的功能就变得迟钝了。

上了年纪后，身体变得不再活动自如，也出于同样的原因。动作本身变得迟钝，使用身体的次数减少，导致能够使用的肌肉随之减少。

不过，**倘若是脑子忘记了，那让它回忆起来就好了。**

在"脱掉纸尿裤"运动中，我们坚持实施了最为接近自然步行的、使用步行器的步行训练。其结果是，能够自己走着去厕所的人增多了，而且认知症相应得到改善的人也增多了。

一般认为患了认知症之后，身体的活动能力会直线下降，越来越差。然而，实际上就像是先有蛋还是先有鸡的问题一样，身体活动能力变差也会造成认知症的重症化。

走路及运动的增加，有助于刺激脑部，从而提升意识的觉醒水平。**对整日发呆、很少活动的这类认知症患者来讲，增加他们活动身体的机会尤其重要。**

一开始，只需在附近轻松散步这种程度的运动量即可。

步行需要全身肌肉的活动。走路本身就会提升意识的觉醒水平，非常有助于认知力的恢复。目标可以设定为每天 2000 米。这对老年人来说，就是大概走 20~30 分钟吧。身体状况有了改善之后，也可以增加步幅及时间。

另外，前面也提到过，运动在消除白天和夜间的尿失禁、提高睡眠质量、调整排泄周期方面也起着关键的作用。

水分补充和运动对促进认知症的改善至关重要，二者相辅相成，缺一不可。

充分利用"活动能力康复"

近年来，针对老年人的"活动能力康复"（power rehabilitation）备受关注。

活动能力康复，是指使用运动器械，使平常未被使用的肌肉得到活动的一种运动疗法。它的优点在于，由于它面向老年人，使用的是配重负荷较轻的器械，因此对心脏的影响较小，但又能够使肌肉得到锻炼。

步行虽然也是很好的改善认知症的运动，但如果能结合活动能力康复，增加一些运动负荷，则有望获得更好的认知力恢复效果。

我们知道，通过肌肉负荷运动，可以增加认知症患者所缺乏的脑内物质"乙酰胆碱"的分泌。

乙酰胆碱是一种与肌肉运动，以及涉及膀胱括约肌和肠道蠕动运动的自律神经功能等相关的物质。它的分泌增加对改善认知症也大有帮助。

同时还发现，进行刺激肌肉的活动能力康复运动时所分泌的乙酰胆碱，是静止不动时的十万倍。

如今，越来越多的日间介护中心等机构已引进活动能力康复训练。另外，面向老年人提供专业活动能力康复训练的康复中心也在逐渐增多。因此，我们不妨试试。

推荐使用机器宠物狗"爱宝"[1]

众所周知，宠物也有助于认知症的预防和改善。有些介护机构设有"动物辅助治疗区"，老人们在那里可以和狗或兔子等动物接触。

一般认为，与动物接触，具有缓解紧张压力及镇定精神的效果。老人们脸上浮现出笑容，或是回忆起过去与宠物一起生活的情景，情感会受到触动，认知症症状也会由此出现变化。

另外，有了宠物之后，即便是给宠物喂食等很简单的活儿，也能让他们获得存在感，活动身体也变得积极了，这种积极性对认知力的恢复会有很好

---

1 日本索尼公司于 2017 年推出的电子机器宠物（狗形家用机器人），是 1999 年发售的世界首台家用机器人"AIBO"的新机型。

的效果。

让老人觉得自己"有用",这也是治疗认知症的秘诀。即使对方是动物,但只要有感情倾注的对象,有自己在给谁带来帮助这种真情实感,认知症的症状就会出现积极的变化。

话虽如此,但饲养活物的决心却不是轻易就能下的。因为这是有生命的东西,所以日常的照顾不能缺少,并且它还会生病,不知什么时候还会死去,这也是不可避免的。

有人建议饲养兔子,说它生性老实且容易照顾。不过,我认为倘若只是期待饲养宠物的效果,"养"个机器宠物也不错。我家里也饲养了一只名为"爱宝"的电子机器宠物,它身体里装配有 AI(人工智能),既是玩具,也兼有预防认知症的功效。虽然饲养机器宠物这个表述有点怪怪的,但实际上因为做得非常精致,用"饲养"这个词来表达毫不为过。

给它喂水,它会撒尿;如果不理睬它,它会"汪汪"地叫;抚摸它,它就会发出撒娇的声音,跑到你身边来。若是电量不足了，它还会自己到充电器那里去充电。

人工智能技术的升级进化，使得智能宠物的行为跟真的宠物简直一模一样，而且你越宠它，它就越能学会做各种各样的事情。当然，它不需要日常的照顾，也不会生病，而且也不会死去。从这种意义上来讲，可以说没有比它更好的宠物了。

充分摄取水分并活动身体，注意饮食和排泄，然后再有个"爱宝"，与那些没有效果的认知症防治措施相比，这种做法的效果要好得多。

认知症的三步治疗法

在本章的最后，我先讲一下认知症介护的整体概念。

认知症介护可分为三个步骤。

归根结底，首先要做的是**"防脱水措施"**。

如前所述，只需补充水分就可以促进意识的觉醒，仅此一项就能够使认知症得到改善。与此相结合，进行膳食、排泄、运动方面的介护以调整身体状态和提高认知力。这就是改善认知症的第一步。

在这个阶段，就有不少患者令介护人员及家属头疼的问题行为及异常行为消失了。快者一两天，慢者两三个月，相关症状即可消失。

治疗认知症的三个步骤

认知症治疗可分为三个步骤。不过有很多例子说明，仅实施步骤①的喝水、排便、膳食、运动，使身体状况得到改善，即可提高认知力和消除症状。

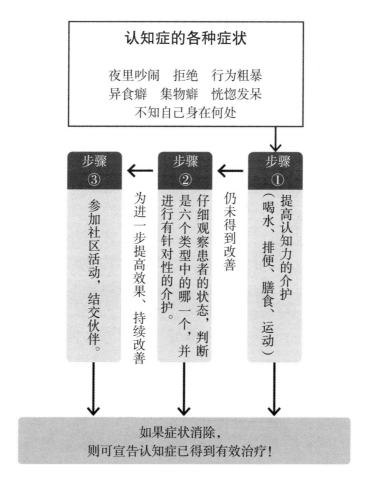

如果仅靠基本介护还迟迟不见改善，则开始第二步，即实施前述**"六类认知症的分类介护"**。相关内容我将在下一章介绍。

认知症的类型与患者的心理状态有关系。这一步的实施要点是：观察患者何时出现何种行为，一边继续四项基本介护，一边结合其类别改变接触及干预方式。

最后一个步骤，是**"在维持症状改善状态的情况下，为了进一步提高效果而希望采取的措施"**。

认知症是一种随时可能复发的疾病。为了避免患者好不容易恢复的认知功能再次降低，以至于前功尽弃，在日常生活中，我们需要为他们不断创造出门与人打交道的机会。这一点非常重要。

为了让患者不再有孤独感，需要为他们创造环境，让他们参加社区的活动，找到有共同爱好的伙伴，从而找到自己存在的价值。

如果朋友及伙伴增多，每天过得非常快乐，就会对患者形成良性刺激，从而能够防止认知症的复发。

经常出门可以使身体的活动量增加，同时，与人交往的快乐也会令人心情愉悦。

第三章

弄清认知症的类型，介护起来更轻松

A 女士的病例："孤独"导致异食癖

如果持续进行了四项基本介护但症状依然没有改善，这时候我们就需要仔细观察一下患者的症状是在"何时""何地""何种情况下"发生的。

如前所述，**认知症有六个类型，每个类型的症状起因各不相同。**

我之所以意识到认知症有不同的类型，是因为曾经有过下述经历。当时在我供职的特别养护老人之家里，有一位患有异食癖的老奶奶。这里暂且称之为 A 女士。

认知症症状的产生必有起因

当时的 A 女士，只要眼前有东西，不管是什么都会往嘴里放。她时常做出异食行为，不仅纸巾，有时连梳头发的梳子也会拿来咔哧咔哧地啃咬。介护机构的员工为此担心不已，害怕她"万一把剪刀也吞下去怎么办"。可是，也不可能派人 24 小时盯着她啊，包括我在内的所有员工都为不知如何照顾 A 女士而伤透脑筋。

这类患者应该如何应对呢？正当大家一筹莫展的时候，一位老员工说："好像 A 女士只有一个人待着的时候才有异食行为，我在场时她不会那么做。"于是我寻思，莫非她只有感到孤独时才会有异食行为？

接下来的日子里，我们经常把 A 女士叫到护理人员的办公室，让她和我们一起边吃点心水果边聊天，我们发现在这种时候她确实没有异食行为。于是，我们安排她搬到办公室对面的房间里居住，同时要求所有员工在进出办公室时，必须去她房间里瞧一眼，跟她打个招呼。

就这样，A 女士的异食癖逐渐好转，到最后症状几乎完全消失了。确实如我当初所诊断的那样，使 A 女士产生异食行为的原因就是孤独感。

看到 A 女士的问题行为消失后，我意识到**认知症的症状是有一定起因之后才会产生的**。后来，在观察各种各样的认知症症状的过程中，我逐渐摸清了它的一些模式。于是，我把它们划分成了前面提到的六个类型。

按类别确认症状起因

患认知症的人，他们不知道自己所处的状况。

我们普通人倘若不知道自己身在何处，心里也会感到非常不安。认知症患者同样如此。或者说，因为他们认知力低下，完全不能把握周边情况，所以其心里的不安和混乱的程度和不知所措的痛苦更在我们之上。

他们希望远离这种不安、混乱和痛苦，期盼摆脱这种不知所措的状态，这种心理作用就以各种问题行为或异常行为的形式表现出来。

从事介护工作的人，首先必须对此有所理解。因为倘若对起因没有足够的理解，就会只注意到发生的行为。然而，其行为仅仅是表层现象而已。

症状具体以何种形式表现出来，这根据患者本人的性格、生活经历、家庭环境、过去的职业等具体情况而各有不同。**对认知症治疗而言，基本介护和消除问题行为"起因"的介护，这两种介护都非常重要。**

至于应该归入六种类型中的哪一类，通过对患认知症后比较明显的特殊行为及症状进行观察，其类别自然就清楚了。我们不妨从以下三点来确认。

"何时"——确认症状及相关行为何时发生。是一到夜里就发生，还是按每周一次的频率发生，或者是没有规律地发生，等等。

"何地"——观察症状及相关行为在何处发生。是在自己家里发生，还是在外面发生，或者不分地点在任何地方都可能发生，等等。

"何种情况下"——确认症状及相关行为发生的具体情况。是一个人的时候发生，还是被介护人员提醒时发生，是在陌生的地方发生，还是不分场合地发生。

也有属于混合型，即掺杂着六个类型中两个以上类型的人。不过，无论是哪种，其症状的深层原因都是"认知力的低下"。因此，四项基本介护非常重要，这是它们的共通之处。

在此基础上，通过观察来掌握其类别和了解其特征，然后根据类别采取相应的措施。

下面，我总结一下各个类型的特征及应对措施。

①对傍晚以后易兴奋的 "身体失调型"患者的介护

一到夜间就兴奋躁动，持续便秘后到了排便的日子变得兴奋躁动，因急性病或受伤而坐立不安等，这些由身体失调引发过激、粗暴行为的症状，是由"身体失调型"中的脱水所致。

其显著特征是夜间谵妄。从上午到下午早些时候比较稳定，从傍晚到夜间则变得兴奋、发怒、吼叫，出现暴力行为，或者跑到外面去。

另外，即使在白天也坐立不安来回游走，大声叫嚷，胡言乱语，经常发呆，可是一不高兴就马上变得粗暴起来。出现此类行为模式，可能是身体失调型所致。

【症状特征】

·一到傍晚、夜间就变得坐立不安，情绪不稳定。

·突然离家出走。

·以一周或十天一次的频率，出现焦躁或兴奋状态。

·喜怒无常，平时发呆，但一不高兴就会变得亢奋。

【介护措施】

造成身体失调型症状的最大原因就是水分不足。因此，从早晨开始就要补充充足的水分，这点非常重要。傍晚到夜间情绪不稳，这是因为白天的水分补充不够造成的。因此，只要每天坚持补充1500毫升的水分，傍晚的兴奋及徘徊等症状，快者两到三天即可消失。

还有，注意消除便秘也很重要。很多人都因营养不足而导致体力及活动能力下降，因此只要将"喝水、排便、膳食、运动"这四个方面做到位，症状就会消失。

②对出门易走丢的
"认知障碍型"患者的介护

认知力低下的最典型症状表现是"认知障碍型"。

患者会无缘无故地从早到晚反复念叨"这是哪儿",对自己所处的状态经常表现出不知所措,惶惑不安。

此外,这类症状还有出门后找不回来、不知道厕所在哪里等对"场所"无法认知的特征。有的患者因来不及如厕造成排泄失禁,自己感到害臊把弄脏的内裤藏起来。

另外,因搬家或者住院等所处环境发生变化、场景变得复杂时，症状往往会加剧。

【症状特征】

·不知道厕所在哪里，在迷茫困惑时发生排泄失禁。

·对如厕失败感到害臊，把弄脏的内裤藏起来。

·在住所附近之类自己本应该很熟悉的地方迷路。

·反复念叨"这是哪儿？我想回家。""我该怎么办呢？"

【介护措施】

介护认知障碍型患者，首先要做的是把"喝水、排便、膳食、运动"这四个方面执行到位，提升其认知力。

倘若让患者每日摄取 1500 毫升的水分，仍不能消除其症状，则增加摄水量直到他们的意识觉醒程度得到提升为止。在我接触过的病例中，有的人在水分量达到每天 2200 毫升时症状才消失。

另外，因为患者无法认知所处地点与自己的关系、即"地点的认知障碍"较为显著，所以只要我们想办法让患者知道厕所的地点，就能够避免其如厕失败。我们可以事先在厕所门上做个标记，例如挂一朵花或一个小玩意儿等。

③对拒绝新环境的
"环境不适型"患者的介护

不适应陌生的物品、人及地点，对新环境全盘拒绝的就是"环境不适型"。

这类症状常见的行为有：在接受日间介护服务的第一天，会在介护机构门口大吵大嚷"讨厌！我不进去！"；或者每月一次到医院检查时，一进医院大门就开始嚷嚷，在候诊室也吵闹不停。

在日间介护中心，有的患者被劝哄进去后，还会出现拒绝进食和拒绝洗澡的行为。有时被劝说次数多了，还会出现破口大骂或粗暴撒野的行为。

另外，也有些患者因为不习惯和陌生人接触，所以讨厌看到新的护工到家里来，还说"那人要偷我东西"，不让护工靠近。

出现环境不适型症状的患者，多为过去是专家学者及教师的高学历男士，或者是木工、厨师等手艺人。

【症状特征】

·不愿去日间介护中心等初次去的地方及陌生地方。

·不愿在自己不熟悉的地方进食、洗澡及参加群体活动。

·如果被强迫做自己不愿意的事情，就会大喊大叫或出现粗暴行为。

·讨厌护工到家里来，说护工"偷东西"之类的话不让其靠近。

【介护措施】

这类患者主要是因为认知力下降造成思维混乱和强烈不安，由此变得不知所措，从而做出拒绝新事物的行为。

应该如何介护，请参考以下病例。

在"环境不适型"患者的身边多安排熟面孔

该病例是一名 72 岁、已退休的大学男教授。因为他每次在进门时都会大吵大闹，所以被好几家日间介护中心拒绝接收。

后来去的那家介护中心，从迎接进门到里面的介护，自始至终都由同一个人负责。刚开始迎接他的时候，他也是完全拒绝，说"我不去"，不过在护理员反复打招呼和搭话后，终于放下心来，愿意接受介护了。

在机构里面，也是由同一个人负责日间介护。随着逐渐习惯之后，患者不再拒绝进食和洗澡，还能参与活动和游戏，乐在其中。走到这一步前后花了两个月时间。对男性患者，不去强迫他做不愿意的事情，而是耐心地等他适应，这种做法产生了效果。

应对环境不适型患者的措施，就是让他们尽早适应自己所处的环境。

当有了"熟人""知心朋友"之后，其拒绝行为就会减少。因此介护机构需要事先确定护理员，每次出迎和在机构里提供服务都由同一个人负责。在集体活动时，也要尽量固定成员，争取每次接触都是同样的面孔。

患者开始可能不愿去日间介护中心，但只要去过三四次，与护理员熟悉之后，就会变得愿意去了。

④对大喊大叫、狂躁的 "纠葛型"患者的介护

"纠葛型"多表现为通过生气发怒的行为把内心的混乱表现出来。

这类患者针对自己患上认知症后所处的环境，跟造成自己不安的现实坚决抗争。

由于对所处环境感到焦躁不安而突然对周边的人施加暴力。如果被人提醒和制止，他们就会感到压力而大喊大叫或胡闹撒泼。比如，介护人员说"该吃饭了，咱们去食堂吧"让患者站起来时，患者就会抵触地大嚷"你干什么啊！"，这也属于纠葛型。

还有一种模式是异食癖和集物癖。在本章开头介绍的患有异食癖的 A 女士，按照类别来讲也属于纠葛型。异食癖和集物癖都是患者在与造成自己孤独的现实做抗争的一种表现。

有集物癖的患者会随便拿走别人的东西，或者把公用的手纸拿走。

有些人的行为不是"集物"而是"集人"。比如，没有急事却在夜里按铃呼叫值班人员，或者有护理员经过时会一边搭话一边在后面跟着。在自己家里，哪怕是一会儿没看见家里人，就会满屋到处寻找。

有洁癖、追求完美的人往往更容易出现这种纠葛型的症状。

【症状特征】

·突然对周围的人撒泼。

·一旦有人制止、催促或提醒"你不要……""快点……"时，患者就会大声叫喊或做出暴力行为。

·为其提供介护服务时，会大声叫喊抵制介护。

·随便拿走别人的东西或公用物品。

·不管什么东西都想往嘴里放。

·跟在别人后面走路，若见不着自己亲近的人，会四处寻找。

【介护措施】

即使说话者毫无恶意地说"不要……"，他们也可能会感到受压制。因此，介护人员需要注意措辞和语气。"你不要……"这种让人感觉被压制的说话方式，以及感觉是在催促对方的语气和动作等，这些都要尽量避免。

在通过观察确认到患者情绪爆发的原因后，直到通过水分补充和基本介护使患者意识水平得到提升，我们都要避免采取会引发问题行为的接触方法。等患者意识清晰了，大声叫喊及粗暴撒泼等症状也就自然消失了。

此外，希望大家能够理解，表示生气发怒的反抗型患者对不安和混乱会感到生气和焦虑；引发异食癖及集物癖的深层原因可能是"孤独感"。

"购物疗法"可缓解孤独感

患有异食癖和集物癖的患者，长期待在家里或被放任不管容易加重其孤独感。因此，可以多跟他们说话，或者一起用餐等，多创造些与家人在一起的时间。

听说有一家介护机构曾经带着患有异食癖和集物癖的人去购物中心。虽然仅仅是两个小时的外出活动，但是那天没有患者出现问题行为。

尝试实施"购物疗法"，带着患者去附近的便利店或超市，从而减少了问题行为，这种例子非常多。

也许有人会担心，"带着有集物癖的人去商店，他们会不会拿走人家的东西呢？"到目前为止，这种事情还没有发生过。

"购物疗法"的目的是把患者感到孤独的意识发散出去。我们不妨把认知症患者带到公园去看看在那里嬉戏玩耍的孩子们，或者观赏花草植物。外面的大千世界会使患者心情变得开朗，不会感到孤独，问题行为也会随之逐渐消失。

⑤对整日恍惚发呆的"游离型"患者的介护

"游离型"指的是对周围事物既不关注也不感兴趣，整日无所事事，处于恍惚状态。

与身体失调型的患者因营养不良或体力不足造成的恍惚发呆不同，游离型的患者则是对所有事情漠不关心，毫无兴趣。这类人表情单一没有变化，也几乎没有任何动作，整个人如同一尊木偶。

他们对吃东西也没有兴趣。其他类型的患者，有食物端上来他们会主动去吃，若是他们喜欢的东西还会吃得干干净净。然而游离型的患者即便把他喜欢吃的东西摆在眼前，他也无动于衷。

而且，即使把饭菜喂到这类患者嘴里，他们也不嚼不咽。因此，对他们的饮食介护颇为不易。

【症状特征】

·即使饭菜端上桌了也不主动去吃。

·即便眼前有自己喜欢吃的东西也无动于衷。

·即使用勺把食物喂进嘴里也不会去咀嚼和吞咽。

·不愿洗澡，不愿活动身体。

·无论怎样劝说也几乎毫无反应。

【介护措施】

游离型所表现出来的不感兴趣和恍惚发呆，是患者因认知力低下而陷入不知所措的痛苦状况，希望摆脱这种现实而产生的。他们不愿意活在不明就里的混沌状况中，为了使身心都摆脱现实而固守自我。

因此，有必要为他们创造再次与现实世界接触的连接点。关键是要在生活中创造出他们能够自然地适应和融入的社会角色。

下面的例子可供大家参考。

老木匠因打理花坛而恢复正常

有一名过去是木工的男性患者，80 岁了，也是游离型症状。在刚进介护机构时，他对周围事物完全不感兴趣，整日坐在椅子上发呆。即使把饭菜端到他面前，他也无动于衷，就好像根本不知道有吃饭这回事。跟他说好几遍"该吃饭了"他才有点反应，但也不伸手动筷子，即使护理员介护他进食，他也根本没有想吃的意思。

后来，通过水分补充和基本介护，他的意识水平稍有提升，介护中心便让这位男士去管理院里的花坛。当然，名为管理，也就是随意栽种些花草。

刚开始，他手里拿着铁锹，愣着一动不动。但后来经过他一天天的打理，重新种上花草后的花坛变得绚丽多姿，机构的员工们也都乐见其成，老人的心理能量不知不觉地也得到了提升。

几个月后，这位老人已经能和周围的人亲切交谈了，而且以前的木工手艺也派上了用场，他利用闲暇做起木工活了。

游离型的患者通过赋予一定的角色后，症状得到改善。这个角色尽其所长，效果最好。

我认为原则上讲，根据患者以前的职业、过去的爱好、特长，选择其能胜任的事情即可。对过去是木工的这位男士来讲，使用工具动手干活与木工工作有相通之处，其他像干家务活儿、打理菜园、园艺修剪、照顾宠物之类也可以。

刚开始他们可能不太愿意动手，但只要坚持一段时间，他们就会变得勤快起来，恍惚发呆的时间也随之减少。

⑥对时光倒流的"回归型"患者的介护

患者时光倒流、怀念过去的这类症状属于"回归型"。

他们希望从"不知所措"这种不安和混沌状态回到自己曾经辉煌的时期，以此来守护自己。他们并非茫然和随意地回到过去，而是只回到自己最快乐、最光辉灿烂的时期。

有的女性经常怀里抱着人偶。这是她回到了养育孩子的时期，正在哄孩子。也许结婚生子的那段日子是她人生中最为充实和快乐的时光吧。也有的老奶奶会回到自己的少女时代。

此外，也有患者因为想回到过去居住的地方而无数次离家出走，在外徘徊。他们不认识现在的家，而想回到孩提时代曾经住过的地方或新婚时的居所。

也有患者会回到自己曾经倍感骄傲的在职时期。以前做过警察、教师、政府公务员等的人，大都对自己过去的工作有着自豪感。像这种回归过去职业的情况也不少。

【症状特征】

·对现实环境毫无兴趣，漠不关心，也不愿意参与。

·回归昔日的工作或角色，举止行为与当时完全一样。

·时常说"我要回家"，然后出门在外徘徊。

【介护措施】

陪着回归型患者回到他们的过去，是治疗这类患者的不二法则。

我们不要否定他们，说"现在已经变啦"；也不要说"现在应该是这样才对"，强迫他们改变认识。

我们需要做的是陪他们暂时回归其过去的世界，哪怕是演戏装装样子也无妨。

请大家参考以下两个例子。

退休乘务员每天准点发令"出发前进！"

这是一位 78 岁的男士，每晚一到 9 点，他就会在时钟鸣响的瞬间，准时从床上爬起喊道："出发前进！"之后到了 10 点、11 点和 12 点，他还会准时起来进行安全确认。这位男士过去是"国铁"[1] 职员，因此每到固定时刻，意识便回到国铁职员时代，在车站上夜班。

后来我们发现了一个现象：当这位男士起来大喊"出发前进！"时，如果护理员来到他身边说"今天的工作结束了，您辛苦了"，并向他敬礼。这时，男士就会回答"哦，您辛苦"，然后回床上睡觉了。

于是，我们让值班员工帮忙，在一段时期内在

1　过去的日本国有铁路，1987 年后民营化，被分割为六家客运公司和一家货运公司。

他每隔一个小时喊"出发前进！"的时候跟他"演对手戏"。这样大概过了十天左右，其症状就消失了，也不起来折腾了。

昔日金牌女推销员见人就推销保险

当问题无法解决时，也可以考虑更换场景来与患者"唱对手戏"。

有这么一个病例，患者78岁，是一位意识经常回到自己在保险公司做推销员时的女性。此人曾经是保险推销业绩名列全国前十的金牌推销员。因为那是她人生中最为辉煌的时期，所以在楼道里无论见到谁，她都会推销保险。

针对回归型患者，介护的关键是要陪她回到她原来的世界。因此，每次她来推销，我们就跟她"签订保险合同"。可是，她的症状不但没好，反而推销得越发来劲儿了。这可不好办了。

正在犯愁时，一天，那家介护机构的负责人打来电话说："那位老太太的病已经治好了。"一打听才知道，原来他们在办公室的角落里安放了一张桌子，把老太太"从跑外勤调换成内勤工作了"。

跑外勤推销是拿提成工资，而她又是全国首屈一指的金牌推销员，签约肯定是多多益善。为此，他们就琢磨着要给她调换个岗位。

据说从外勤推销变成内勤后，她每天早晨 9 点到办公桌前上班，处理一些家庭收支账本的收支记账这类简单的业务。持续了一周左右，她就不来上班了，原先的保险推销也不干了。最后，这位女士的症状完全消失，又变回温和可亲的老奶奶了。

就像陪患者一起回到职场岁月，假如患者说"我要回家"并往外走，那我们也应当陪着一起出去。走着走着，他自己就会主动要求返回现在的家。也许有人会担心，倘若我们顺着患者的心思陪他们演戏，他们会不会完全沉浸到过去回不来了呢？其实这种担心是没有必要的。

陪他们一起回到过去年代的过程中，他们心里的不安就会得到抚慰，心中的混乱得到平息，从而回到现实世界中。由此，重回过去世界的情况也会逐渐消失。

可能是因为时代发生了变化吧，如今这类回归型患者好像越来越少了。不管怎样，请大家记住一点，介护回归型患者的关键是，不要否定他的世界，暂时陪他走一段回归从前的路。

第四章

预防认知症的七个要点

前面章节的主题是如何治疗认知症。不过，对正在阅读本书的各位读者来讲，自身如何做好认知症的预防，也是大家关心的话题吧。为此，本章我将以预防为主题，介绍几个关键点。

　　当然，这些内容对认知症初期症状的延缓和控制也有效果，供各位参考。

要点一
要避免自身的认知症恐惧

东京慈惠会医科大学名誉教授、精神病学专家新福尚武[1]教授认为，认知症是"由增龄带来的生理性老化，受到外部因素而引起的病变"，并把重大疾病、心理创伤、精神压力等列为促使生理性老化发展成认知症的主要因素。

例如，起因是环境发生变化突然没有朋友了，或者是因生病或受伤住院，或者是配偶或重要的亲

---

[1] 新福尚武（1914—2012）：精神医学者。鹿儿岛县人。九州帝国大学毕业。历任鸟取大学教授、东京慈惠会医科大学教授、名誉教授、国际老年精神医学会名誉会长，在抑郁症和老年人认知症的研究方面成果卓越；主要著述有《新精神医学》《21世纪临床精神医学基本笔记》等。

人去世了，等等。引发生理性老化现象转变成认知症的模式各种各样。不过，无论哪种模式都有一个共通之处，即都是因心理创伤引发所致。

因为想做某件事去别的房间，但到后瞬间又忘记要干什么了。随着这种事次数增多，自己越发感到绝望："完了，我也许患上认知症了吧。"

超过一定年龄之后，像这样陷入认知症恐惧的人在迅速增多。

记不住事儿了，缺乏热情和干劲，注意力也不行了，自己明明很小心，但粗心大意的失误却越来越多……

其实，这些都不过是因增龄引起的老化现象而已（或者有可能是由完全无关的其他疾病引起）。然而，一旦有了对认知症的恐惧和焦虑，这些现象就会让人觉得自己已经被推到了认知症的入口。

20多岁的年轻人，即便会忘事儿也不会被说成患了认知症。可如果是年事渐高者，同样的忘事儿却马上会被联想到认知症。这种现象实在不是件好事。

考虑到心理创伤容易导致认知症，尽量避免造成精神压力是一个明智的做法。

生活中确实有这样的例子。原本没患认知症，但是因为记忆力测试结果不好而被诊断为认知症，家人也跟着着急："这可怎么办？"全家人都陷入恐惧和焦虑之中。如此一来，其本人心中的不安和精神压力也越来越大，最后真的患上认知症了。

对健忘不要过于恐惧

正如前面章节的内容所说，"整个事情当中有一部分想不起来""忘记了自己刚才要做什么事情了"，这些都不是认知症。

在进入另一个房间的瞬间，想不起来自己刚才要做什么事情了。即便如此，倘若你自己知道"现在自己身处另一个房间""自己忘记了哪件事"，并且能够安慰自己"算了吧，没办法"并回到刚才的房间，你就不必有任何担心。

假如真的患了认知症，你恐怕不知道这是自己家里的房间，会问"这是哪里啊？"并且做出莫名其妙的举动，比如打开抽屉、大声嚷嚷或者到处摸屋里的东西，等等。

一味地对认知症感到恐惧，想着"莫非真的？""难道真是？"，心里的不安和焦虑会逐渐加剧。因此，不要制造这种给自己带来精神压力的状态，也是预防认知症很重要的措施。

要点二
"大脑训练"没有效果

感觉就像在玩游戏的计算训练、汉字智力测验、拼图游戏等，这些号称有助于大脑健康的"大脑训练"曾经一度非常盛行。即使是现在，打着"大脑训练"旗号的游戏软件和习题训练等仍然很有人气。

尽管相关人士大吹大擂，说大脑训练有助于提高大脑功能及预防认知症，然而很遗憾，英国在2010年进行的一项调查就已经表明：这些东西并没有认知症预防效果。

英国的这项调查由国家广播电台BBC与剑桥大学的阿德里安·欧文博士（Dr.Adrian Owen）等共同

实施，其结果被发表在英国的一流学术杂志《自然》上面。它以大约 11000 人为对象、调查时间长达六个星期，最后得出的结论是：没有证据表明"大脑训练"游戏具有提高认知功能的效果。

"大脑训练"是由日本研发出来的东西，虽然有研究结果表明它能促进大脑的血液流动，但是它对"认知"有什么样的积极效果，日本国内还没有进行过这样的调查。目前，人们只是把"有促进大脑血液流动的效果"作为认知症预防的根据而已。

但是，国外有着各种各样的研究和调查。其中虽然有很多游戏公司参与、结论大抵为"大脑训练有认知症预防效果"那种故弄玄虚的论文，但是我们并没有见到可信度高、对"认知"提升效果给予明确认同的调查及论文。

我并不是说做"大脑训练"不好，只要开心，做做也无妨。但若是为了获得认知症预防效果而去做，则毫无意义。

比起一个人对着屏幕玩"大脑训练"游戏，不

如去外面与人交谈、与伙伴一起享受共同的兴趣爱好，或者去购物。参与这类社会性的活动，对预防认知功能低下，效果要好得多。这方面已有确切的证据（科学根据）。

要点三
要预防肥胖和爱护牙齿

认知症改善所必需的"喝水、排便、膳食、运动"这四项基本介护，也同样有助于认知症的预防。

因此，希望远离认知症的人，请首先在生活中留意并做好这四个方面。

老年人需注意在膳食方面营养要丰富。有很多人一日三餐多为米饭、酱汤及以蔬菜为主的副食，这样会造成无论热量、蛋白质、维生素、矿物质还是脂质都摄取不足。要达到每天摄取 1500 卡路里的目标，还需食用以鱼、肉类、油脂等制作的荤菜。

有很多独居生活者经常用甜面包或方便面来当

作正餐。一天三顿当中仅一顿如此也就罢了，但若是整个膳食生活都是缺乏营养的食物，则很容易患上认知症。

如果不能从食物中摄取热量和营养，我们就会失去活动身体的体力，排便也会变得不通畅。而缺乏运动和便秘等身体因素，也是引发认知症的诱因。

肥胖及牙周病与认知症有关！

另一方面，中高年龄段的人还需要警惕肥胖。

肥胖被称为生活习惯病的温床。其中，尤其是由脂肪在内脏周围堆积形成的内脏型肥胖，与糖尿病、脂质异常症、高血压、动脉硬化、心血管障碍等生活习惯病有关联，而这些病可能会引起认知症。

同时，牙周病也是生活习惯病的一种，而且专家发现，**引起牙周病的牙周致病菌也与认知症的发病有关系**。因此，我们也必须保护好牙齿和牙龈。

一般认为，对生活习惯病的预防，重点是要注意膳食生活和运动。

生活习惯病与认知症改善和预防的注意事项基本上是共通的。不过，与需要避免营养不足的老年人的膳食生活不同，在预防生活习惯病方面，我们需要防止营养过剩所带来的危害。

适度的营养、有规律的排便、养成运动习惯，还有充足的水分补充，也是预防生活习惯病的基本措施。我们通过引入"喝水、排便、膳食、运动"四点措施的有规律的生活，进行肥胖治疗、生活习惯病防治，从结果上来讲，这也有助于预防将来可能出现的认知症。

因此，中老年朋友需要将以下四点作为预防认知症的主要措施：

①每天补充水分1500毫升。

②消除便秘。

③膳食生活方面注意身体不能肥胖，但也不要过瘦。

④适度的运动。

要点四
"犯糊涂"的事儿多了，也许是"脱水症状"

总之，**充足的水分和适度的运动也是健康者预防认知症的两大支柱。**

本来人上了年纪后，与年轻人相比，出现脱水症状的概率直线上升。其原因之一，就是与年轻时候相比，肌肉萎缩了。

在人体组织中，肌肉储存的水分最多。在肌肉里面也蓄积着一种作为能源、被称为"糖原"的糖类，这个糖原与水一起被储存着。如果肌肉数量充足，那么蓄积的水分就会增多，但随着年龄增长肌肉出现萎缩或转变成脂肪，原先在体内用于存储水分的"储存库"就会减小。

当不能再储存之后，我们就必须有意识地经常补充水分。人们常说"越是老年人越需要补充水分"，就是因为他们的身体出现了这种变化。

如果感觉头脑不清晰、"发呆""犯糊涂"的事儿增多了，那么很可能是身体出现了"脱水"。

因此，在忧虑是否患了认知症之前，请先摄取充足的水分。通过这个措施，意识就应该能够恢复觉醒了。

健康的人每天也要摄取 1500 毫升水分

即使是健康者，每天也必须补充 1500 毫升水分。

人上了年纪后，不容易感觉到口渴。因此平常养成喝水的习惯，对预防认知症非常重要。

有些女性考虑到外出时上厕所不方便，因而控制喝水。有这种想法的人请马上改掉吧。

若对 1500 毫升是多少没有实际感觉，不敢肯定自己能否喝那么多，那么请按第二章所述，使用容量为 500 毫升的饮料瓶。

也许刚开始会觉得 1500 毫升比较多，不过只要坚持两到三周养成习惯，身体就能很自然地喝下去。

可以培养这个习惯试试，每天早晨起床后先喝一至两杯水。仅此就相当于饮料瓶一瓶的量了。如前面所述，所摄取的水分不是白开水也可以。

此外，同样如前文所述，也没有必要担心水喝多了夜里会频繁起夜。恰恰相反，摄取了充足的水分后，起夜的次数反而会减少，睡眠质量也更佳。

要点五
走走停停的散步也无妨

还有一个关键就是"适度的"运动，而不是"激烈的"运动。

前面已经讲过，运动与认知也有密切关系。这是因为，假如自己不去主动地活动身体，就无法通过感觉及知觉来"认知"状况。

为了便于大家理解这个道理，我常在演讲时做一个实验。我对听众说："请大家认知一下自己身后是什么情况。"于是，多数人会转动头部或上半身往后看。为了认知自己的身后状况，我们需要做出转动头部或扭转身体这种主动性动作。

同样，比如伸手去触摸、睁眼并转动眼球看东西、为了倾听某个声音而竖起耳朵、使用嘴和舌头品尝味道等，需要我们将身体的各种动作形成联动去认知状况。

要顺畅地完成这种主动性动作，运动是必不可少的。

没有运动习惯的人，在日常生活中活动身体的机会很少，认知力更容易出现障碍。身体动作不协调的人、身体很少活动的人，比起与之相反的人更容易患认知症，这点无须赘述。

从"低起点"开始走路也无妨

前面已经讲过，肌肉这东西，如果长时间不用就会废了。

即使是年轻时经常运动的人，如果持续一段时间不运动，其肌肉也会衰退。没有运动习惯的人就更是如此。

因此，如果想预防认知症，那就请养成适度运动的习惯吧。

也许有的人一听见"运动",就想到激烈的运动，其实刚开始时，走走路就足够了。这样，哪怕是不擅长运动的人也很容易做到。

单是走路就会用到全身的肌肉。走路带给单块肌肉的负荷并不大，对全身的运动负荷很适度。因此，是一项最为温和适宜的运动。

而且，走路会用到腿部。这样一来，被称为"人体第二心脏"的小腿肚也能够得到活动。

小腿的肌肉通过发挥类似泵的作用，将流到下半身的血液重新送回心脏。如果这个部位能得到充分活动，就可以消除老年人常见的腿脚浮肿，同时全身的血液循环得到促进，从而使得白天的排尿量增加，夜里起夜的次数就会减少。

体育锻炼要求徒步时挺胸抬头，目视前方，胳膊前后摆动，以轻微出汗的速度大步前行。但我们这里说的步行不必如此。

每天散步三十分钟即可。三十分钟所走的距离约为三公里。

对走路方式也没有特殊规定。如果要求必须如何走才叫运动，则原本就坚持不下去。**相比一次性的大负荷量运动，长期坚持更为重要**。因此，不用设定这样那样的规定，刚开始怎么舒服就怎么走。

假如中途想休息，歇一会儿也没关系。这道理跟发动机的怠速一样，在持续走路的过程中，身体状态形成稳定运转，走路速度也会逐步加快。

等养成了运动习惯之后，如果希望加大身体的活动量，可以再引入对关节没有负担的游泳、活动能力康复等锻炼。

要点六
有三种以上兴趣爱好的人不易患认知症

一个人是否会患上认知症，跟他的性格及生活方式也有关系。例如性格倾向。根据国外的一项针对容易患认知症的性格和不易患认知症的性格的调查，我们了解到**确实存在"易患认知症的性格"**。

美国佛罗里达州立大学的一个研究小组，曾经以五十岁以上的男女为对象，进行了长达六年的跟踪调查。其结果显示：**"神经症倾向"较强的人，与较弱的人相比更易患认知症**；"诚实性"和"开放性"较高的人不易患认知症。

所谓"诚实性"是指严谨认真，做事有始有终

的性格特性。另外，就"内向"还是"外向"而言，
与外向者相比，还是内向的人对事物更不易产生兴
趣和关心，故而患认知症的概率更高。

性格特性及其特征

性格特性	特征
神经症倾向	有强烈的不安感，容易抱有敌意，抑郁，有很强的自我意识，易冲动，易受伤。
外向	容易亲近，喜欢与人交往，喜欢主导，活跃好动，喜欢寻求刺激，乐观开朗。
内向	低调，内敛，腼腆，孤独。
开放性	喜欢空想，爱美，感情丰富，喜欢新奇事物，有很强的求知欲和好奇心，能包容不同的价值观。
诚实性	持有自我肯定感，做事严谨，不会爽约或辜负别人的期待，为达目标会非常努力，工作有始有终，处事小心谨慎。

集体参与的兴趣活动对预防认知症更有效

国外还有关于兴趣（业余活动）与认知症关系的调查研究。

美国哥伦比亚大学花了二十多年时间，对完全没有兴趣爱好的人和有一定爱好的人进行了调查。其结果显示，**在完全没有爱好的人中，患认知症的概率较高，有大约 40% 的人。**

进而，有几个兴趣爱好才不易患认知症呢？也有专家学者做了调查。

一位名叫海伦曼的专家经过二十多年的调查发现，有三个以上兴趣爱好的人，与兴趣爱好为零的人相比，其认知症患病概率要低 80%。

这些都是经过统计研究得出的结果，因此我们可以这么说，有兴趣爱好还是比没有兴趣爱好的好；而且有三个以上兴趣爱好的人，几乎不会患认知症。

当然，让没有任何兴趣爱好的人马上有三个爱好，恐怕门槛过高。不妨先培养一个吧。

另外，专家学者们都有一个共同的观点，那就是**与同伴共享的兴趣爱好要比与一人单独的兴趣爱好更为有效。**

哪些是与同伴共享的兴趣呢？比如，参加俳句[1]及短歌[2]大会、唱卡拉 OK、打麻将、去旅行、跳交谊舞、打门球、打场地高尔夫球，等等。跳舞、门球、场地高尔夫球不但是兴趣爱好，同时也是一种运动，对预防认知症应该比较理想。

也有研究认为，像读书、打理庭园、手工制作等一个人乐在其中的兴趣，对预防认知症也很有效。

因此，**有读书、打理庭园这种单独型兴趣的人，如果再增添一些与伙伴共享的兴趣，则效果更佳。**

为什么说集体共享型的兴趣爱好对预防认知症很有效呢？这是因为它具备社会性交往，可以防止老年人长期闭门不出。

1　日本的古典短诗，由"五・七・五"构成的三句、共十七个字音组成，要求必须出现一个能代表季节的词语。

2　日本和歌的一种形式，由"五・七・五・七・七"构成的五句共三十一个字音组成。

在这个群体里，有带领大家的牵头人、有做后勤掌管杂务的人、有擅长活跃气氛的人、有消息灵通的人，大家各尽所能，形成自然分工。通过这些活动，成员们的社会交往变得活跃，就能防止陷入孤立状态。

人一旦变得孤立，就容易产生孤独，容易患上认知症。为了避免这种风险，通过兴趣爱好结交一些伙伴和朋友是非常重要的。

不仅限于兴趣，参与当地的志愿者活动及社区街道活动也是不错的办法，跟大家一起做些活动，这点需要重视。

要点七
开会时要主动与身边的人搭话

认知症的发病，与患者的社会作用有着非常密切的关系。

有的国会议员在落选失职后很快就患上认知症，也有人曾经创办企业然后长年作为总经理及董事长一路打拼，可一旦将位子交给儿子后很快得了认知症，这些都是因为突然失去了社会作用造成的。

人一旦失去了社会作用以及该作用所产生的社会关系，就很容易患上认知症。这个道理，从认知症是心理疾病这个观点来讲，我们应该很容易理解。

人变得孤独，之前的社会作用带给他的"心理张力""自己在为社会做贡献的成就感""自己为他人所需要的满足感"丧失后，心理能量随之迅速萎谢。因为这就是引起心理疾病的一个原因。

当与社会的关系被切断后，人就容易变得抑郁。这种症状加重后就成为抑郁症，而抑郁症与认知症有很强的相关性。从抑郁症变为认知症，然后认知症与抑郁症并存，这在精神病学上已经被认为是默认的常识。

要想防止出现抑郁症状，生活中与人同乐，保持一定的心理张力非常重要。加入一个有共同爱好的集体或者圈子能够预防认知症，是很有道理的。

把意识关注点转向外部，而不是自我内部

再者，**在群体当中有自己的作用，也是预防认知症的强有力武器。**

这种作用，必须有他人的存在才能产生。因此，我们不要宅在家里，而要尽量多出门，拥有与他人

交往的平台。从某种意义上讲，这也称得上是一种"生活习惯"。

社区一般有开展兴趣爱好活动的老年活动中心，或者不妨定期去日间介护机构。假如你现在还没退休，就可以在公司或与工作相关的人际关系之外，留意发展一些有共同兴趣和爱好的伙伴。也就是说，要提前找到后半生可以交往下去的伙伴。

此外，**男性尤其需要有意识地培养与公司及工作关系之外的人交往的习惯。**

在演讲会上，我经常问到场的听众：是否有人在会议开始前跟邻座不认识的人打招呼和交谈了？这时举手的一般没有男士，几乎全是女士。

当然这不仅限于男士，我经常强调，作为认知症的预防措施，"生活中要多与人交往，诸如在参加活动或者乘坐电车及公共汽车时，最好跟旁边的人打打招呼"。这样的人不会患认知症。

"认知"，是指把意识和关注点转向外部。

关注自己周边的世界，随时随地积极主动地融入其中，我们需要养成这种习惯，并且保持下去。

　　只要长期保持这种开朗豁达的姿态和意识，认知症就会远离你。

终章

为什么日本的疗法不能有效治疗认知症

英国如何诊断认知症

英国的社会福利政策对日本有较大影响。尤其是在 1990 年通过法律修订出台的《社区介护法》，更是直接促成和影响了日本《介护保险法》的制定。

我想，英国那次法律修订的划时代意义，即在于其首次将"介护管理"这个词语纳入法律层面。有了这个《社区介护法》之后，英国从 1993 年开始引入介护管理，明确了对每个个体的介护需求，并向他们提供适宜的服务。

为了解这个介护管理，我曾经前后跨越十年访问和考察了对制度实施最为到位的英格兰北部城市纽卡斯尔。每年我都会带着由二十名成员组成的研修考察团去学习，实地考察他们对认知症如何进行诊断、居家养老服务如何开展、介护管理专员如何护理等。

重要的是掌握"平时的状况"

英国的医疗制度实行的是"家庭医生制"，即社区居民需要与诊所签约，如不签约就不能接受医疗服务。平均下来，一名诊所医生要为 3000 名居民看病，他的主要工作是负责社区居民的健康管理。因为负责居民全家人的健康，所以从爷爷奶奶到小孩子，医生需要回答他们的各种咨询，并管理及诊断其健康状况。

那些私人诊所的大夫对我说，**最重要的是要了解他们平时的生活状况**。

与同一个医生签约的那些居民，他们在社区里都互有联系。医生可以从社区居民那里获取各种各样的信息，比如"最近琼斯太太没有来教堂做礼拜""上次在路上碰到她，她没能认出我来""前几天看见她的时候，她的着装很奇怪"，等等。然后，诊所的访问护理师或医生就会亲自去查看情况，或者让患者到诊所来确认其状况。

如何判断是否是认知症呢？他们使用的是世界标准所采用的"MMSE"（简易智力状态检查量表 Mini-mental State Examination）的测试。这个测试与在日本占主流、从某种意义也可称为是地区性的测试"改良长谷川式量表"不同，它能够从语言理解、图形理解（空间认知）等多个角度对认知功能进行评估。

不过，测试只是辅助性诊断，诊断的标准最终还是患者平时的状况，不会像日本那样只要得分低了就马上给你贴上认知症的标签。

英国式的做法是，当出现言行异常时参照"MMSE"评估，如果认为有疑似认知症的症状，再让患者去专科医院接受诊断。英国私人诊所的医生们无不自豪地说："**我们是包括认知症患者在内的社区居民的健康守门员。**"

因此，他们会对社区居民平时的生活状况做仔细观察，即便发现其言行有异常之处，也不会轻易判定说"你这是患了认知症"。这点与主要通过长谷川式量表的测试结果来判定认知症的日本有很大区别。

"认知症 = 脑部"的观念
在 19 世纪已被否定

现在的认知症科学仅仅把脑部作为靶标，这点前面也已提到。阿尔茨海默型、脑血管型、路易体型、额颞型被称为"四大认知症"。这些主要说的是脑部的形态。

阿尔茨海默型是呈现整体性的脑萎缩；脑血管型是有脑血管出血或脑梗死的伤痕；路易体型是脑部出现路易体这种异常蛋白；额颞型是额叶和颞叶出现萎缩的症状。

也就是说，如果在脑部形态上出现某种异常，就会造成认知症。

但是，问题在于，在脑部发生的这些现象与认知症的症状之间完全没有联系。

家属及介护人员倍感烦恼的问题行为及异常行为，其产生与阿尔茨海默型或脑血管型等认知症类别并没有关系。基于脑部形态的认知症分类，对解决问题行为及异常行为没有任何作用。

以脑部为标准来对待和处理认知症症状，这种做法是没有道理的。

人脑的部位与功能并非一一对应

"因为人脑的某个部位受到损伤，所以出现这种症状"，像这类将部位与症状对应起来考虑问题的研究方法，在19世纪的脑神经学领域，人们就已经把它作为谬论而加以否定。

对人脑的研究，早在19世纪就已经非常盛行。例如，法国外科医生保尔·布罗卡[1]发现，如果左额

1　皮埃尔·保尔·布罗卡（Pierre Paul Boca，1824—1880）：法国外科医生、神经病理学家、人类学家，最早发现大脑左半球语言中枢的生理学家。

叶区受损会出现失语症，即引起语言障碍。对文章能够理解，但是不能说话和写字，这种症状被称为"运动性失语"。与说话及文字等表达功能相关的人脑这个部位，人们用发现者的名字来对其进行命名，称之为"布罗卡区"。

与之相对应，自己能够很流畅地说话，对别人说的话却听不懂，对写在纸上的文字也不知其意，这不是表达而是接受和理解出现了问题，这种症状被称为"感觉性失语症"。

发现引起感觉性失语症部位的人是德国的神经病理学家卡尔·韦尼克（Carl Wernicke），该部位现在也被称作"韦尼克区"（Wernicke's Area）。

这两个发现，当时曾经在全世界引起巨大的轰动。

不过，后来人们通过实际解剖逐步发现，被认为完全不相干的人脑部位受到损伤，也会造成运动性失语。

有人曾经结合对运动性失语患者和感觉性失语

患者各自大脑的观察情况，在人脑模型上扎大头针。结果，整个人脑模型到处都扎满了大头针。

也就是说，人脑并不是一个部位在掌管着一种功能。"一个部位＝一种功能"被称为"大脑功能定位学说"（Localization Theory），该学说是谬论，对此已有定论。

进入 20 世纪，出现了脑功能的"整体学说"，即认为人脑作为一个整体在起反应。例如，额叶出现脑出血会引起昏睡，在作为意识中枢的脑干这个地方出血也会引起昏睡。也就是说，人脑是作为一个整体在产生反应的。

进而，从 20 世纪中叶开始，又出现了从结构上对人脑诠释的"脑机能系统说"。

举个例子，假如某人存在不能理解别人说话的障碍。耳朵听不见的状态，是因为鼓膜破裂，声音进不去而引起的。鼓膜破裂即等同于紧靠鼓膜内侧的人脑的一部分受损，而且也等同于听觉的最高中枢无法使用。

人脑就是这样相互连接、作为结构系统在发挥其功能，因此断定，因某部分受损而引起障碍这种想法本身就是错误的。

日本：为卖药而沿袭"功能定位学说"

功能定位学说在 19 世纪就已经作为谬论被否定，可是不知为什么，今天的认知症科学研究还在沿袭着其思维方式。

在海马或者额叶等特定部位出现障碍，根据出现障碍的部位来对认知症进行分类，这正是"功能定位学说"的思维方式。

在两个世纪之前即被否定是"谬论"的判断，现在认知症科学还在沿袭它继续进行研究和治疗，这门科学实在是太落后于时代了。

尽管如此，在 20 世纪 80 年代，非偏重于脑部的、观点公正的论文还是存在的。

例如，有认为认知症患者是注意力下降的"注意障碍"的论文；在更早以前，也有日本著名的精神病学专家们撰写了很多"认知症与人脑无关"的论文。

国外的专家也通过论文明确指出：认知症与人脑完全无关、健忘是正常的老化现象。认知症的"健忘"是病理性的健忘，与由身体衰老引起的健忘在本质上是有区别的。

我从这个时代开始就与认知症打交道，由此，我没有受到"认知症是脑部的疾病""认知症是记忆障碍"这类偏颇观点的毒害，不能不说是一件幸事。

在19世纪即被否定的观点却变成了目前认知症研究的主流，这是为什么呢？

原因之一就是医疗的极限性，即为了寻求治疗方法，而不得不将思考范围限定于"脑部疾病"这个范畴。

而且，**在认知症的研究上，那些希望销售新药及治疗药物的制药公司出资不菲。比起心理方面来，从脑部去寻求病因对他们更有利。**

认知症药物不起作用

日本先进医疗的致命性缺陷是一切依赖药物。

例如高血压。

高血压与生活习惯有很大关系。如果血压较高，通过彻底实施控制盐分的膳食生活和运动，就能够解决很大问题。可是，很多医生只要知道你血压高，就立刻给你开降压药。

当然，在服用降压药期间，血压是会降下来的。然而，因为根本原因是生活习惯，所以只要一停药，血压就又会升上来。高血压这个病，即使服用药物也不能治愈。

认知症治疗也同样存在着"药物至上主义"。

　　碰到在夜里吵闹撒泼的人、睡眠时断时续的人，给他们开点有镇静作用的药、即安眠药就把人打发了。如此治病的例子数不胜数。

　　安眠药只能降低意识水平，并不能让患者得到熟睡。对认知症治疗来讲，高质量的睡眠不可或缺，安眠药反而会起到妨碍作用。

　　医疗从业者万事都想用药物来解决，从不考虑使用正确的治疗方法去对待那些因心理疾病而精神受损的患者。而且这里面还掺杂着制药公司指望靠药物来赚钱的意图。

　　例如，有的制药公司为了尽早取得药物的审批许可，以便马上上市销售，就会去篡改验证药物疗效的临床试验数据，这类事件已被曝光多起。我只能说，**医疗领域的治疗现状正在朝着非常恶劣的方向发展。**

英国政府认定"多奈哌齐"没有疗效！

　　目前，治疗认知症的主流药是一种名叫"多奈哌齐"（Donepezil）的药物。该药于 1996 年在美国获得审批，其目的是防止认知症患者脑内缺失的乙酰胆碱进一步减少，以此抑制认知症的发展。也就是说，这个药并非"治疗"认知症，而仅仅是"延缓病情发展"而已。

这个多奈哌齐在日本申请审批的时候，其证据材料也很值得玩味。在审批前进行了名为 ADAS（阿尔茨海默病评估量表，Alzheimer's Disease Assessment Scale）的认知功能检测。检测结果认为，确认服用多奈哌齐患者的测试结果存在显著性。

虽然根据这个结果得到了主管部门批准，但显著性比满分百分仅高出两分。厚生劳动省也承认这个事实。

制药公司可能也有罪恶感吧，在其功能描述里面写道："使用该药物并不能治愈认知症，但是可以延缓病情的发展。"但是，这个"延缓病情发展"是与什么做比较而言呢？

2008 年，英国卫生部发布消息说："由于多奈哌齐没有疗效，所以服用时间不允许超过两年。"唯一被认为有疗效的药物也不能使用了，很多患者对此纷纷表示反对，此事在该国一度引起轩然大波。

因为英国的医疗服务体系是国营的，所以政府为了控制医疗费用，不愿在疗效存疑的药物上浪费钱财才做出这样的决定吧。

也就是说，在英国，政府公开认定"多奈哌齐没有疗效"。

医药的世界是新药之间惨烈竞争的世界。各种新药源源不断地被研发出来，但只有认知症二十多年来一直在使用同一种药物。

从这个事实就可以看出，药对认知症没有疗效，还没有能治愈认知症的药物。

此外，在精神病领域的药物本身就有较多的副作用，然而医生却在增加多奈哌齐的投药量。这样一来，原先我们并不了解的副作用也一个接一个地出现了。

综合考虑各种因素，我认为，**比起对治疗不起**

作用的认知症药物，我们应该把所有力量投入到对认知症症状的介护上。让他们恢复正常、成为普通的社会人才是真正的"治愈"。而认知症介护已经将其变成了现实。

21世纪是"认知症的时代"

在精神医学领域有一个说法：20世纪是"精神分裂症（现改称为"综合失调症"）的时代"。

专家们认为，社会的现代化以及由此产生的人际关系复杂化、与自然的疏离等，这些各种各样的因素相互叠加，会造成"患精神分裂症的人群大幅度增加"。事实也确实如此。

不过**在我看来，21世纪是"认知症的时代"**。以人口老龄化为背景，在世界上的发达国家，认知症日渐成为一个严重的社会问题。

据我判断，今后患"综合失调症"这类心理疾病的人群会减少。抑郁症也是如此。一些严谨认真的专家指出："那些说患抑郁症的人越来越多的统计是有问题的。"他们认为，抑郁症患者实际上在逐渐减少。

京都大学名誉教授、精神病理学权威木村敏[1]教授也指出，被称为"内因性抑郁症"的真正的抑郁症在减少，而"不能去上班，但可以出去玩"的这种新型抑郁症正在逐渐增多。

唯有"介护"能有效治疗现代社会所造成的认知症！

我认为，抑郁症及综合失调症正呈减少趋势，今后只有认知症将会越来越多。其原因并不全在于老龄化。

继 20 世纪以来，人与自然的接触日趋减少，个人电脑和智能手机等数字工具的普及造成人与人之

1　木村敏：精神病理学家。1931 年生。历任名古屋市立大学教授、京都大学教授、河合文化教育研究所主任研究员、龙谷大学教授。以西洋哲学和西田哲学的脉络致力于精神病的人类学研究，2010 年《从精神医学到临床哲学》获每日出版文化奖。

间面对面的交往也越来越少，我们人正变得越来越孤独。这种趋势还会有增无减，愈演愈烈。也就是说，产生越来越多认知症的土壤和根基正在实实在在地逐步形成。

但另一方面，如今的认知症治疗俨然已走到了尽头。正因为如此，我们需要扭转对认知症的看法。医生自不必说，包括奋斗在介护工作第一线的人、认知症患者的家属、希望预防认知症在内的所有人，对认知症是什么样的疾病，以及它只有通过介护才能有效治疗这个道理，都应该好好学习和理解。

英国社会心理学家汤姆·基特伍德[1]说："认知症是一种社会性和心理性的疾病，其病因在于患者所处的心理性环境。"为此，他提出并倡导了"以人为

1　汤姆·基特伍德(Tom Kitwood,1937—1998)：英国社会心理学家，临床心理学家。1960年从剑桥大学获自然科学学位后，赴乌干达教学，被任命为学校牧师，其间完成首部著作《什么是人》。回国后于布拉德福德大学获硕士学位，1992年任跨学科人类研究学部讲师，1998年任老年心理学教授，其在认知症领域的研究业绩得到世界公认。

中心的介护"[1] 理念。通过重视患者人性的接触及介护方式去治疗认知症。我坚信，只有这种理念才是真正有效的治疗方法。

恳请大家务必懂得：**认知症的症状可以通过介护理论得到有效改善。**

1　Person-Centered　Care，即将患者视为一个正常人，尊重他，站在他的角度和立场去理解其行为并提供适当的介护。

结束语

由认知症亲历者现身说法的论坛

从出生到死亡，一个人的人生由各种各样的、连续不断的体验构成。

从呱呱坠地开始，通过五官感觉及认知获得的各种体验，犹如一颗颗佛珠串联起来持续至今。过去的体验组成的"珠串"提炼成就了一个人的自我同一性。

自我同一性也被称为"自我形成"，有了它，我们才能够"自己是自己"。过去温和稳重的人突然狂躁发怒，曾经聪明豁达的人变得好像换了一个人，认知症会出现这种自我同一性崩溃的现象。当认知出现障碍后，之前一直用线绳穿在一起的体验被割裂得七零八落，开始随处出现"体验缺失"的空白。

正因为体验由稳定的连续性来保证，所以我们才能对自己的生活及自己的人生拥有真实的感觉。然而，这个连续性突然中断并且变得支离破碎，由此导致自己立足的基础变得摇摇欲坠。认知症就是具有这种属性不为人所知的疾病。

认知症是什么样的疾病呢？一位患者亲自执笔撰写了一本名为《亲爱的，你记得我是谁吗？》[1]的书。这本书颇有名气，作者是曾经就职于澳大利亚政府部门的克莉丝汀·伯顿（Christine Boden）。

正如题目所述，伯顿在书中写到，患上认知症之后的第一个感觉就是自己变成了与之前不同的另一个自己，感觉自己正在消失。此外，还有由认知症患者记录自身体验的作品，例如《在我脑中发生的事情——路易体型认知症患者的新生》[2]。这些书都提及一个共通的内容，即对丧失"自己是自己"这种稳定感觉的真实感受以及由此产生的深不可测的不安和恐惧。

换言之，**认知症也是"自我感丧失症"**。

认知症患者是自我存在受到威胁，因弄不清"自己到底是谁"这种根本性不安以及实际存在的恐惧

---

1 日文书原名为『私は誰になっていくの？——アルツハイマー病者からみた世界』，2003 年，CREATES KAMOGAWA Co.，Ltd.。
2 日文书原名为『私の脳で起こったこと レビー小体型認知症からの復活』，樋口直美著，Bookman社。

而感到胆怯和战栗的群体。认知症患者的内心充满了这种胆怯和不安，只有首先理解这一点，我们才能介护。无论如何也要把他们从恐惧与不安的深渊中解救出来，想方设法也要治愈他们——这就是我当初的出发点。

只有了解认知症患者内心发生了什么，并进行有针对性的贴心介护，才能有效改善认知症的症状。

换言之，如果有这样的介护，认知症就能得到有效治疗。

在我们一年一届的全国性大会上，有个认知症患者本人和家属可以参加的论坛。在论坛上，曾经的认知症患者们纷纷登台，从容大方地和与会者展开讨论，交换意见。在宫崎县[1]，我们还要举办康复的认知症患者参加的大型运动会。

1　宫崎县：位于日本九州地区东南部，西界鹿儿岛县，北邻大分熊本两县。森林资源丰富，气候温暖，日照时间长，被称为"日向国"。旅游观光业发达，是日本屈指可数的旅游胜地。

　　也许有人会觉得这简直是奇迹。然而，这并非什么奇迹。只要实施本书所介绍的包括补充充足水分在内的、以调整身体状态为目的的基本介护，认知症就可以恢复得这么好。

　　希望大家树立起信心。同时，我也衷心希望本书能让更多对介护认知症患者感到力不从心的人看到曙光。

竹内孝仁

记录要领

* 记录摄取水分的时间和摄取量，水分量以 cc（毫升）为单位记录。
* 在"其他状况"栏里请填入各自的代表符号：食物 = ○、零食点心类 = △、排便 = □、散步 =S、步行 =B、外出 =W，等等。
* 在日托介护服务机构摄取的水分请加（），如果不是则不必填写。

日常状况表

注：请连续填写一周

时间	填写例		/ ( )		/ ( )		/ ( )	
	水分	其他状况	水分	其他状况	水分	其他状况	水分	其他状况
6:00								
7:00								
8:00	200	○						
9:00		□						
10:00	(150)							
11:00								
12:00	(250)	○						
13:00								
14:00		B（15分钟）						
15:00	150	△						
16:00								
17:00		S（20分钟）						
18:00	200	○						
19:00								
20:00								

续表

21:00	100							
22:00								
小计	1100							
备注	日间介护、去医院看病、外出等							

时间	/（　）		/（　）		/（　）		/（　）	
	水分	其他状况	水分	其他状况	水分	其他状况	水分	其他状况
6:00								
7:00								
8:00								
9:00								
10:00								
11:00								
12:00								
13:00								
14:00								
15:00								
16:00								
17:00								
18:00								
19:00								
20:00								
21:00								
22:00								
小计								
备注								

※ 请使用书末所附扩印表格。